살 빠지는 근육 트레이닝
스쿼트

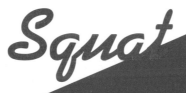

사카즈메 신지 감수
최서희 옮김

스쿼트는 최고의 솔루션

'가장 중요한 근력 운동은 무엇입니까?' '근력 운동을 한 가지만 한다면 어떤 운동을 고르겠습니까?'

이러한 질문을 고객이나 학생, 미디어 인터뷰에서 자주 받는다. 그때마다 나는 망설임 없이 "하체를 단련하는 스쿼트죠!"라고 대답한다.

지금까지 나는 다양한 고객의 운동 프로그램을 설계했다. '다이어트, 미용, 대사 증후군 예방, 건강 증진, 부상이나 병을 앓고 난 후 체력 증진, 장기 요양 예방, 경기력 향상' 등 목적은 다양해도 모든 프로그램에는 반드시 스쿼트가 들어갔다. 나 역시 건강과 체력, 체형 유지를 위해서 주 2회, 1시간 정도 운동을 하고 있는데, 가장 시간을 들여서 중요시하는 운동이 바로 스쿼트다. 일 때문에 잠깐밖에 시간을 낼 수 없을 때도 스쿼트만은 빼놓지 않는다.

그렇다면 왜, 상체를 단련하는 팔굽혀펴기나 체간을 단련하는 복근 운동이 아니라 하체를 단련하는 스쿼트가 필요하고 또 왜 그렇게 중요한가?

답은 간단하다. 전신 근육량의 60~70%가 하체인 '엉덩이, 허벅지, 종아리'에 집중되어 있기 때문이다. 근육은 필요에 따라 발달하며 양도 증가한다. 이는 같은 포유류인 '원숭이와 물개와 인간'을 예로 들어 비교해보면 한층 분명하다. 나무에 매달려 이동하는 원숭이는 몸을 지탱하는 상체에 근육이 집중되어 있고, 몸을 비틀며 물속을 헤엄치는 물개의 경우는 체간 근육이 발달했다. 이에 비교해 인간은 이족 보행을 하므로 자연스럽게 하체 근육량이 많아진 것이다. 그러나　우리의 근육량이 늘어나는 것은 고작 20세 정도까지다. 평범하게 생활한다면 1년에 0.5~1%가량 조금씩 서서히 감소한다. 20세 즈음의 근육량을 100이라고 한다면 50세에는 80% 정도까지, 80세에는 무려 50% 정도까지 떨어진다. 20세 이후 점차 체지방이 늘고 체형이 무너지는 가장 큰 원인이 근육의 감소 때문이다.

　단 하나의 운동, 스쿼트를 3분 정도 하는 것만으로도 확실히 몸이 달라진다. 우선 일어나고, 걷고, 계단을 올라가는 것이 편해진다. 그리고 몸이 따뜻해져서 결림이나 냉증이 개선되는 것을 실감할 수 있을 것이다. 또 계속하면 체지방이 감소하고 젊은 시절의 체형으로 되돌아간다. 그렇다고 해서 무작정 굴신 운동을 해도 좋다는 것은 아니다. 잘못된 방법으로는 효과를 보기 어려울 뿐 아니라 무릎이나 허리에 부담이 커져 부상을 입을 수도 있다.

　이 책에서는 안전하고 효과적이며 올바른 스쿼트 방법과 자세, 강도 조절, 횟수 등을 많은 사진을 이용해 자세하게 설명하고 있다.
　스쿼트를 통해서 최소한의 노력으로 최대 효과를 얻도록 하자.

스포츠 & 사이언스 대표 사카즈메 신지

스쿼트는
평생 요요가 없는
다이어트의 지름길

사카즈메식 살이 빠지는 스쿼트는 지금까지의 '힘들고 귀찮고 끝이 없는' 이미지와 전혀 다른 합리적인 근력 운동이다. 2~3일에 한 번, 단 3분으로 틀림없이 결과가 나타난다. 짧은 시간에도 효과를 실감하는 것은 근력 운동이 원래 생리학과 영양학에 근거한 합리적인 방법이기 때문이다. 지금까지 여러 다이어트에 쏟았던 시간과 비용과 노력을 떠올려보자. 그로 인해 사실은 오히려 근육이 줄고 살이 빠지기 힘든 몸이 되었다면? 이런 악순환에서 벗어나기 위해서도 올바른 근력 운동법과 다이어트 지식을 익혀야 한다. 언제 어디서나 할 수 있는 스쿼트로 이상적인 탄탄한 몸을 만들고 일상생활을 한층 활기차게 즐겨보자.

요요가 없다

확실히
살이 빠진다

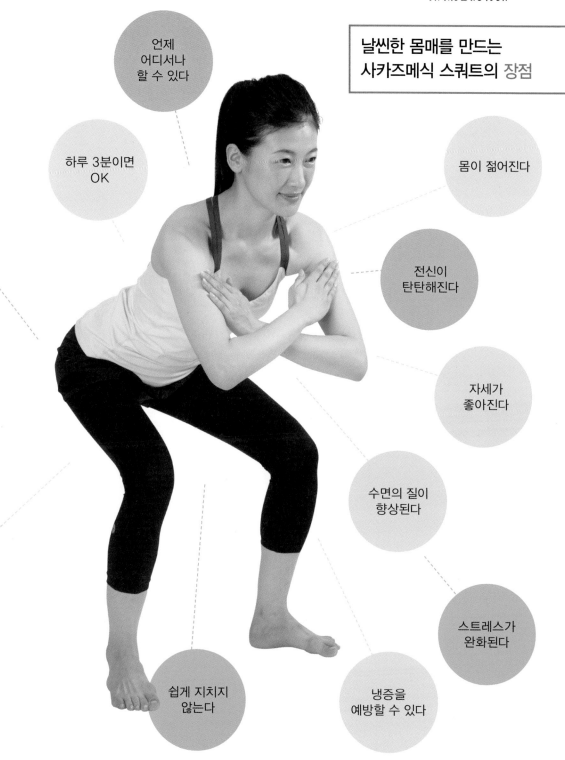

언제
어디서나
할 수 있다

날씬한 몸매를 만드는
사카즈메식 스쿼트의 장점

하루 3분이면
OK

몸이 젊어진다

전신이
탄탄해진다

자세가
좋아진다

수면의 질이
향상된다

스트레스가
완화된다

쉽게 지치지
않는다

냉증을
예방할 수 있다

사카즈메식 4주 프로그램

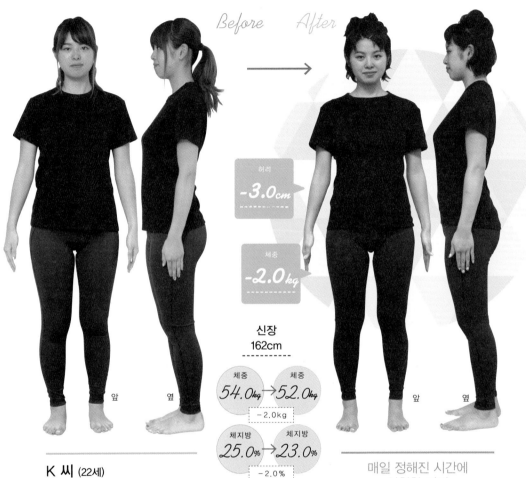

Before *After*

앞 옆

허리
-3.0cm

체중
-2.0kg

신장
162cm

체중	체중
54.0kg	52.0kg

−2.0kg

체지방	체지방
25.0%	23.0%

−2.0%

허리	허리
72.0cm	69.0cm

−3.0cm

엉덩이	엉덩이
95.0cm	93.0cm

−2.0cm

허벅지	허벅지
55.0cm	53.5cm

−1.5cm

앞 옆

K 씨 (22세)
목표: 10대 시절의 이상적인 체중으로 돌아가고 싶다!

식사에서 주의한 것

평소보다 수분을 많이 섭취하고 곤약면을 이용해 버섯 파스타 스타일로 만들거나, 버섯류, 해초를 적극적으로 섭취하려고 노력했다. 4주 동안 고기나 생선을 매끼 식단에 넣는 것이 의외로 힘들어서 냉동식품을 활용하는 등 다양하게 시도했다.

매일 정해진 시간에 실천한 것이 계속할 수 있었던 비결

'4주 프로그램' 체험담

직장에서 매일 오후 4시에 스쿼트와 유산소 운동, 스트레칭을 하기로 선언하고 직장 동료 몇 명이 함께 실천했기 때문에 지속하기 쉬웠고 즐겁게 감량할 수 있었다. 3분 정도면 할 수 있으니까 업무 중 짬이 날 때 기분 전환으로도 최고다.

램으로 체형이 변한다!

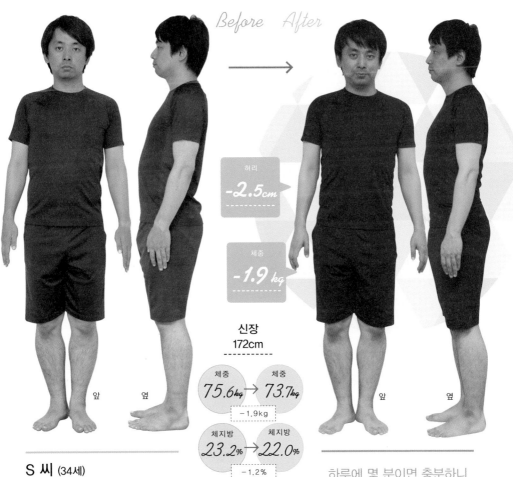

Before   After

허리
-2.5cm

체중
-1.9kg

신장
172cm

체중		체중
75.6kg	→	*73.7kg*

−1.9kg

체지방		체지방
23.2%	→	*22.0%*

−1.2%

허리		허리
85.0cm	→	*82.5cm*

−2.5cm

엉덩이		엉덩이
98.2cm	→	*95.0cm*

−3.2cm

허벅지		허벅지
57.5cm	→	*56.5cm*

−1.0cm

앞   옆   앞   옆

S 씨 (34세)

목표: 3kg 감량이
　　　목표!

식사에서 주의한 것

업무의 연장으로 술자리가 많은 편이
다. 그런데 식당의 메뉴가 한정되어
있어서 해초나 곤약을 먹기가 힘들었
다. 이를 보충하기 위해 점심에 편의
점에서 파는 해초 샐러드를 추가해
일상적으로 섭취했다.

하루에 몇 분이면 충분하니
가볍게 계속하기 좋다!

'4주 프로그램' 체험담

스쿼트는 하루 몇 분만 투자해도 충
분해 생각한 것보다 수월하게 계속할
수 있었다. 당질 제한 다이어트 등을
시도하기도 했지만 결국에는 항상 요
요 현상을 겪은 터라 이 방법에 감탄
했다! 지금도 탄탄한 배를 유지하고
있다.

스쿼트를 하고 있어요!

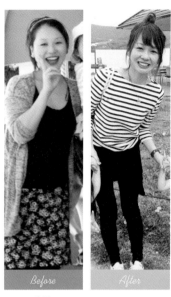

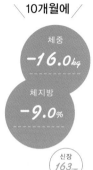

\10개월에 /

체중
-16.0㎏

체지방
-9.0%

신장
163㎝

Before

After

65㎏ → *49*㎏

모나 씨
(30세)

사무직 · 다이어트 지도사
Instagram
@mona_163cmdiet
Blog
〈모나의 산후 다이어트로
사랑받는 몸 만들기〉
https://ameblo.jp/
mona163cmdiet

횟수보다 자세가
중요하다는 것을 실감했다

임신 중에 체중이 20kg 이상 증가하는
바람에 체형마저 무너져 다이어트를 결
심했다. '아줌마 체형은 되고 싶지 않다!
딸이 있어도 앞으로 인생을 더 즐기고 싶
다.'는 결의를 다지고 스쿼트 외에도 몸
짱 아줌마 다이어트, 스텝 박스 오르내리
기 등 다양한 방법을 시도해 다이어트에
성공했다. 살을 뺀 지금도 스쿼트를 계속
하고 있으며 바쁠 때도 최소 10회는 실천
하고 있다. 하체 근육 단련에 효과적이라
온몸의 살이 잘 빠지는 체질이 되었다.
횟수보다 자세에 유의하는 것이 효과적
이라는 것을 실감했다.

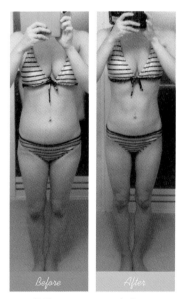

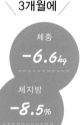

\3개월에 /

체중
-6.6㎏

체지방
-8.5%

신장
162.5㎝

Before

After

55.6㎏ → *49.0*㎏

리 모모 씨
(42세)

주부
Instagram
@reemo.mo_d1et217

염원하던
하체 비만 탈출에 성공

전에는 만년 다이어터로 효율이 떨어
지고 건강하지 못한 다이어트로 실패를
반복했다. 그런데 이번엔 스쿼트를 기반
으로 근력 운동과 유산소 운동으로 대성
공. 빼기 힘들었던 하체과 등이 매끈해
졌다! 요즘에는 양치하면서 15회, 물이
끓기를 기다리는 동안 30회 등 무언가
를 하는 짬짬이 스쿼트를 일상 속에서
적극 실행하고 있다.

또 인스타그램에서 알게 된 친구와 스
트레스가 쌓이지 않도록 서로 격려하면
서 다이어트를 실천하고 있다.

다이어트 성공담

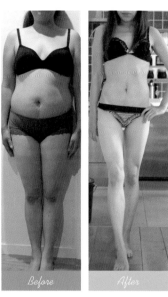

Before
After

65.5_{kg} → 46.4_{kg}

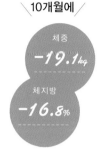

〉10개월에〈

체중
−19.1kg

체지방
−16.8%

신장
160cm

나쓰 씨
(34세)

주부
Instagram
@natsuchan_diet72

[3일에 한 번으로 몸매를 유지]

다이어트를 시작한 계기는 좋아하는 옷이 맞지 않고 어울리지 않았기 때문이었다. 살이 찐 것을 자학 캐릭터로 포장해 희화화하는 데도 싫증이 났다.

다이어트는 이것저것 도전했지만, 스쿼트는 특히 전신에 효과적이었던 것 같다. 다리를 넓게 벌리고 스쿼트를 했기 때문인지, 특히 안쪽 허벅지가 줄어드는 효과를 보았다.

단시간에 땀이 나고, 언제 어디서나 가볍게 할 수 있다는 점이 좋다. 3일에 한 번 정도의 페이스에도 체형 유지가 가능해 앞으로도 계속할 예정이다.

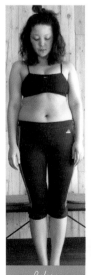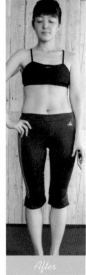

Before
After

75.3_{kg} → 61.2_{kg}

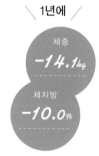

〉1년에〈

체중
−14.1kg

체지방
−10.0%

신장
172cm

우타마마 씨
(34세)

자영업
Instagram
@utamama210

[매일 스쿼트를 해서 다리가 가늘어지고 히프 업에 성공]

출산 후에 만삭 때보다 더 살이 쪄서 다이어트를 시작했다. Before 사진은 스스로 경각심을 일깨우기 위해 찍었다.

하체 근육을 단련하는 것이 다이어트에 효과적이라는 것을 알고 있었기에 특히 스쿼트에 집중했다. '원 푸드 다이어트'처럼 극단적으로 식사를 제한하는 것은 요요 반동이 심해 실패를 거듭했는데 그런 부작용 없이 꾸준히 살이 빠졌다. 또 다리를 넓게 벌리고 스쿼트를 한 덕분인지 튼실했던 다리와 납작한 엉덩이도 임신 전으로 돌아가고 있다.

목차 *Contents*

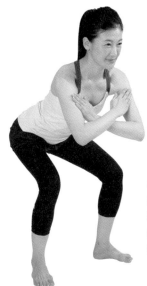

※ 각종 운동법에 대하여

이 책에 게재되어 있는 각종 운동법을 실행할 때 컨디션이 불안정한 분, 임신 중인 분(가능성이 있는 분을 포함), 지병이 있는 분 등은 전문 의사와 상담을 하고 지시에 따라주세요. 또한 운동법에 따른 효과는 개인차가 있음을 사전에 알려드립니다. 일체의 사고·클레임에 대해서는 일절 책임지지 않습니다.

15 PART 1 사카즈메식 살 빠지는 스쿼트의 비밀

81 PART 4 **살 빠지는 식생활로 다이어트 속도를 올리자!**

똑똑하게 책 활용하기

PART 1

많은 사람이 착각하는
다이어트에 관한 거짓과 확실한
다이어트 비밀을 소개한다.

PART 2

사카즈메식 스쿼트 '4주 프로그램'
을 실천하는 데 필요한 주의 사항
을 알려준다.

'4주 프로그램
체크 시트 캘린더'가
있어서 안심!

PART 3

모든 것의 기본인 '벤치 스쿼트'로
시작하는 프로그램 강좌

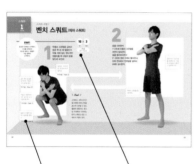

PART 3에 실린 '벤치
스쿼트'가 이 책의 기초다.
4페이지에 걸쳐 자세히
설명하였으므로, 포인트를
잘 기억해 철저하게
몸에 익혀보자!

이 포인트는 하나하나가
중요! 스쿼트는 근육에 부
하를 걸어 바르게 동작하
지 않으면 효과가 나지 않
는다.

횟수와 세트 수, 인터
벌의 길이를 반드시
지키자.
※자세한 것은 P.54
참고

PART 4

살을 빼기 위한 4주간의
식단을 주별로 소개한다.
'스쿼트+식사 제한'은 살을
빼는 데 가장 중요한 핵심!

PART 1

사카즈메식
살 빠지는 스쿼트의
비밀

스쿼트 실천에 들어가기 전에
우선 알아두어야 하는 기초 지식을 소개한다.
스쿼트는 왜 효과가 클까?
알고 나면 한층 더 의지가 솟는다!

뱃살 빼는 지름길은
복근 운동보다 하체 단련

복부는 원래 체지방이 많은 부위라 탄탄한 허리와 갈라진 복근은 동경의 대상이다. 고전적인 복근 운동부터 몸의 중심부 코어 운동, 요즘 인기인 체간 다이어트까지 뱃살을 빼기 위한 다양한 부분 다이어트법이 넘쳐난다. 이른바 '부위별 근력 운동 다이어트'다.

복근 운동으로 근육통이 생기면 복부 지방이 연소되는 느낌이 들어서인지 복부 다이어트에는 복근 운동이라고 생각하는 사람이 많다. 그러나 대부분 근육으로 이루어진 하체에 비해 체간은 내장이나 지방이 많고 근육량이 몹시 적으며 소비 에너지도 미미하다. 마찬가지로 팔뚝 안쪽 살을 빼려는 목적으로 팔굽혀펴기를 해도 큰 효과가 없다.

살을 빼려면 섭취 칼로리보다 소비 칼로리를 높이는 것이 필수 조건이다. 근육은 움직이지 않아도 에너지를 소비해 체지방을 줄이는 작용을 한다. **지방을 확실히 줄이고 요요 현상이 생기지 않는 몸을 만드는 가장 합리적인 방법은 전체 근육량의 60~70%를 차지하는 하체를 단련해 근육을 늘리**

전신 근육량

어성	상체 : 약 15%	남성	상체 : 약 25%
	체간 : 약 15%		체간 : 약 15%
	하체 : 약 70%		하체 : 약 60%

고, 몸 전체의 소비 칼로리를 높이는 것이다. 탄탄한 복부를 만들고 싶다면 복근 운동보다 스쿼트로 하체를 단련하는 것이 정답이다.

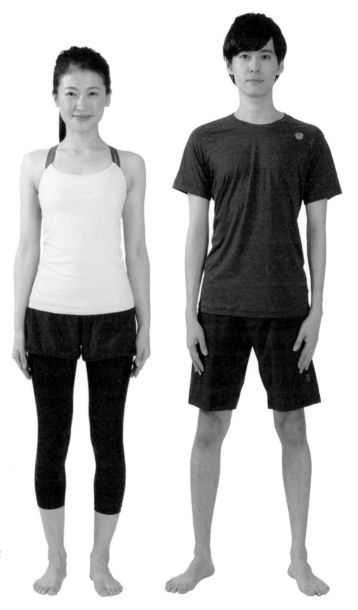

전체 근육량의 60~70%를 차지하는 하체를 단련하면 가장 효율적으로 살을 뺄 수 있다.

사회인이 되고 살이 찌는 이유는 하체 근육이 퇴화하기 때문

20세 정도까지는 신체 성장을 촉진하는 성장호르몬이 활발하게 분비된다. 그렇기 때문에 특별히 운동을 하지 않아도 근육이 자연스럽게 증가한다. 또한 어린 시절에는 놀이나 체육 수업을 하고, 특히 운동부 활동을 하면 더 많은 자극을 받아서 근육이 한층 발달한다.

그러나 20세 무렵을 정점으로 근육량이 줄어들기 시작한다. 여기에 결정타로 작용하는 것이 사회인이 되고 나서의 환경 변화다. 상반신 근육을 사용하는 동작, 예컨대 **물건을 집고, 나르고, 옮기는 등의 동작은 생활환경이 변화해도 크게 달라지지 않지만, 하체 근육 쪽은 눈에 띄게 감소한다.** 학창 시절에는 1층부터 5층 교실까지 계단을 수시로 오르내렸지만, 직장에서는 바로 아래층에 내려갈 때도 엘리베이터를 이용한다. 전철역이나 상업 시설에서는 에스컬레이터를 타고, 전철에서는 빈자리를 찾는다. 시간에 여유가 없어서 짧은 거리도 택시를 타는 등 각자 뜨끔하는 장면이 있을 것이다. 이러한 생활을 계속하면 자각하는 것 이상으로 하체 근육이 쇠퇴한다. 사회인이 되어 술

사회인이 되면 생활환경의 변화로
하체 근육이 감소한다

| 학창 시절 | • 계단을 이용한다
• 동아리 활동을 한다 |

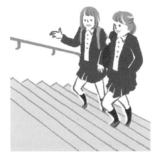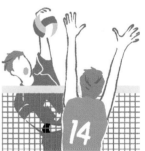

자리 등으로 섭취하는 칼로리가 증가하는 것도 지방이 붙기 쉬운 원인 중 하나다. 설령 학창 시절과 **같은 양의 에너지를 섭취했다 해도 살이 찐다. 이는** 성장호르몬의 감소나 라이프스타일의 변화로 하체 근육이 감소하고 소비 에너지가 줄기 때문이다.

| 사회인 | • 앉아서 일하는 시간이 많다
• 엘리베이터나 에스컬레이터를 자주 이용한다 |

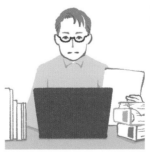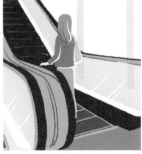

다이어트 중에는 '근력 운동'으로 기초대사량을 사수하라

　'음식으로 섭취하는 에너지보다 소비 에너지를 더 늘린다.' 이것이 다이어트의 핵심 원칙이다. 에너지를 소비한다고 하면 몸을 움직이는 것을 떠올리지만, 그것은 전체 소비 에너지의 15~20%밖에 되지 않는다. 소비 에너지의 60%를 차지하는 것은 열을 만들어 체온을 유지하는 것과 같은 생명 유지를 위한 기초대사다. 이 역할을 담당하는 근육은 의식하여 운동하지 않아도 에너지를 사용한다. 인간의 근육은 1kg당 하루에 10kcal를 소비한다. 즉 근육량이 많으면 많을수록 단순히 생활하는 것만으로도 살이 잘 빠지는 이상적인 몸이 된다.

　다이어트를 하는 사람이 꼭 알아두어야 하는 것은 **살을 빼면 체지방뿐만 아니라 근육도 감소한다는 사실이다. 특히 식사 제한만으로 살을 빼면 일시적으로 체중은 줄지만, 근육도 감소하기 때문에 기초대사가 나빠져 요요 현상이 생기기 쉽고, 나아가서는 살이 잘 빠지지 않는 몸이 된다.** 그러지 않아도 근육은 나이를 먹을수록 줄어들기 때문에 **기초대사를 유지하면서 체지방만 줄이고 싶다면 근력 운동을 해서 근육량을 유지하는 것이 절대적**

소비 에너지

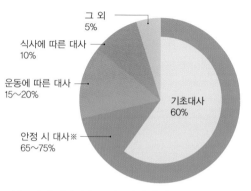

그 외
5%

식사에 따른 대사
10%

운동에 따른 대사
15~20%

안정 시 대사※
65~75%

기초대사
60%

전체 소비 에너지의 60%는 안정 시 대사의 대부분을 차지하는 기초대사이며, 그 외에는 운동이나 소화 흡수에 사용된다.

※편안히 쉴 때의 소비 열량. 기초대사보다 측정법이 엄격하지 않으며,
안정 시 대사량은 기초대사의 약 1.2배이다.

근육의 구조

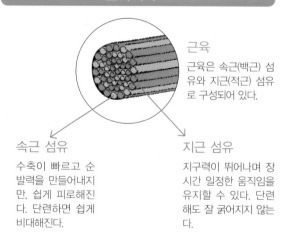

근육
근육은 속근(백근) 섬유와 지근(적근) 섬유로 구성되어 있다.

속근 섬유
수축이 빠르고 순발력을 만들어내지만, 쉽게 피로해진다. 단련하면 쉽게 비대해진다.

지근 섬유
지구력이 뛰어나며 장시간 일정한 움직임을 유지할 수 있다. 단련해도 잘 굵어지지 않는다.

으로 중요하다. 따라서 근육에 대해 잘 알아두어야 한다. 근육에는 빠르게 수축하는 '속근'과 느리게 수축하는 '지근'이 있는데 나이를 먹거나 다이어트로 쉽게 감소하는 것이 '속근'이다. 그러므로 단련해야 하는 것도 '속근'이다. 확실하게 부하를 걸고 스쿼트를 하면 10회 정도의 반복 훈련으로 속근을 단련할 수 있다.

'부분 다이어트'는 거짓!
스쿼트로 '전신 다이어트' 하라

근육은 부위별로 단련할 수 있다. 그러나 부위별로 체지방을 줄이는 '부분 다이어트'는 불가능하다. 지방이 분해되는 원리를 알면 이유를 분명하게 알 수 있다. 지방세포의 지방을 분해하는 명령을 내리는 것은 주로 아드레날린이라는 호르몬이다. 아드레날린은 혈액에 의해 온몸의 지방세포로 운반되고 각 지방세포 속 지방은 같은 비율로 에너지원이 된다. 아드레날린이 근력 운동을 한 특정 부위에만 작용하는 것은 생리학적으로 있을 수 없는 일이다.

단, 고민하는 부위나 빼고 싶은 부위일수록 지방이 더 잘 빠지는 듯 느껴지는 것은 사실이다. 몸의 각 부위에 있는 지방세포의 '수'는 유전적으로 정해져 있으며 지방 흡입이라도 하지 않는 한 변하지 않는다. 혈중 호르몬의 명령에 의해 전신의 지방세포는 같은 비율로 '크기'가 변한다. 이 변화를 지방이 늘었다, 줄었다고 느끼는 것이다. 전신의 지방이 똑같이 절반 크기가 되면 1cm가 절반이 되는 것보다 10cm가 절반이 된 쪽에서 확실히 실감된다. 그래서 지방세포가 특히 많은 복부나 허벅지 등이 부분 다이어트가 되었다고 착각하는 것이다.

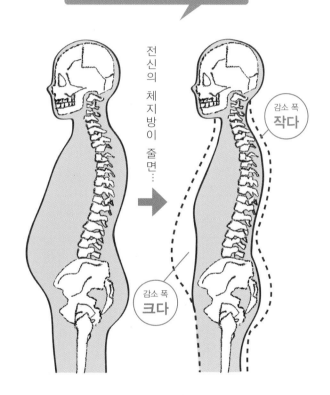

부분 뱃살
다이어트의 진실

전신의 체지방이 줄면…

감소 폭
작다

감소 폭
크다

그러므로 복부를 슬림하게 만들고 싶다면, 전신의 지방을 줄여야 한다. 식사로 섭취하는 열량을 제한하면서 근력운동으로 근육량과 기초대사를 유지한다. 체간보다 근육량이 압도적으로 많은 하체를 단련하여 소비 에너지를 늘리면 전신의 체지방이 줄어들어서 결과적으로 고민스럽던 복부도 홀쭉해진다.

체지방은 전신에서 같은 비율로 줄어들지만
복부는 특히 체지방이 많이 축적된 부위라 부분적으로
살이 빠졌다고 생각하기 쉽다.

몸이 틀어져서 자세가 나빠서
살이 찐다는 것은 거짓

'아무리 노력해도 살이 잘 빠지지 않는 것은 골반이 틀어졌기 때문'이라면서 고액의 골반 교정 기기나 림프 마사지를 권하는 '교정 다이어트'는 효과가 의심스럽다. **몸의 틀어짐(자세 불균형) 때문에 살이 찌고, 또 살이 빠지기 어렵다는 말은 생리학적으로나 의학적으로 있을 수 없다.**

실제로 좌우 손과 발을 비교해보면 완전히 같은 모양은 드물고, 선천적으로 길이와 크기가 다른 것이 대단히 일반적이다. 이 차이를 보완하기 위해 자연스럽게 생긴 변형도 있다. 또 오른손잡이인지 왼손잡이인지에 따라 사용하는 팔에 차이가 생긴다. 신체 일부 특정 부위를 집중적으로 사용하는 스포츠를 즐기거나, 항상 같은 쪽으로 짐을 든다든지 다리를 꼬는 생활 습관으로도 왼쪽과 오른쪽에 차이가 나타난다. 물론 통증이나 피로의 원인이 되는 자세 불균형이나 습관이 있다면 개선하는 것이 좋다. 그러나 이러한 변형은 고가의 골반 관리 기기를 사용하지 않아도 생활 습관을 바로잡고 올바른 근력 운동이나 스트레칭을 하면 해소할 수 있다.

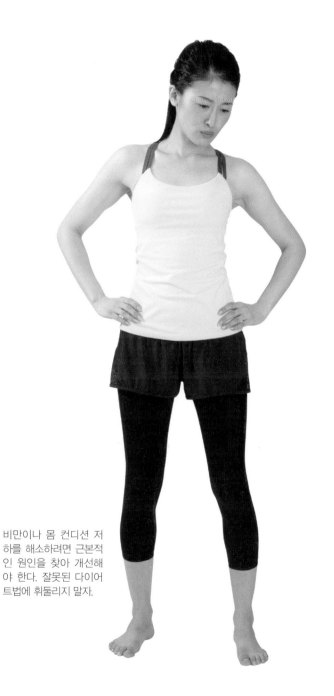

살이 찐 것은 식사나 간식, 그리고 몸을 적게 움직이는 일상생활에 어딘가 문제가 있기 때문이다. 원인을 직시하지 않고 수상한 다이어트법에 현혹되어 시간과 돈을 아무리 쏟아도 체지방은 절대 줄지 않는다.

비만이나 몸 컨디션 저하를 해소하려면 근본적인 원인을 찾아 개선해야 한다. 잘못된 다이어트법에 휘둘리지 말자.

뇌는 편의적으로 기억하므로
체질이라는 말에 속지 말자

'○○으로 쉽게 살찌는 체질을 마른 체질로 바꿔준다'는 식의 이른바 '체질 개선 다이어트'도 주의해야 한다. 자신은 과식하지 않는다, 물만 마셔도 살이 찌는 체질이라 항변하는 사람이 있는데 칼로리가 0인 물은 아무리 마셔도 체지방이 증가하지 않는다.

그렇다면 먹지 않는데 살이 찐다는 사람이나, 많이 먹는데도 살이 찌지 않는다는 사람이 존재하는 이유는 무엇일까? 이는 **'자신에게 유리한 것만 기억하는' 뇌의 습성에 의한 착각이 대부분이다. 자신이 얼마나 에너지를 섭취하는지, 올바로 파악하고 기억하는 사람은 의외로 적다.** 시험 삼아 3일 동안 먹은 음식과 마신 것을 모두 기록해 칼로리를 계산해보자. 평소 잘 먹지 않는 사람인데도 어쩌다 많이 먹은 것을 유달리 기억해 본인이 잘 먹는다고 믿고 있다. 반대로 잘 먹지 않는데도 살이 찐다는 사람은 먹은 것은 쉽게 잊어버리는 한편, 먹지 않고 참은 것을 기억하는 경우가 많다. 단백질이나 지방은 살이 찌지 않는다는 당질 제한 다이어트나 엠프티 칼로리(영양가는 상대적

잘 먹지 않았던 날이 더 기억에 남는다

먹지 않는데 살이 찐다고 말하는 사람은 뇌의 습성으로 다르게 기억하는 경우가 많다. 간식이나 음료도 잊지 말고 칼로리 계산에 포함하여 자신의 허점을 찾아내자.

으로 적으면서 열량만 높은 식품—옮긴이)인 술은 많이 마셔도 괜찮다, 먹는 순서를 바꾸면 걱정 없다는 등 그럴듯하게 포장된 정보를 그대로 받아들여서는 안 된다. 당연한 말이지만 소비하는 에너지보다 음식을 많이 섭취하면 무조건 살이 찐다.

그러나 **근육량이 많으면 체중이 같아도 소비 에너지가 늘기 때문에 살이 잘 찌지 않는다.** 다행히 이는 선천적인 체질이 아니라 운동이라는 노력을 통해 실현 가능하다. '살이 잘 찌지 않는 몸'을 만드는 것이다.

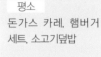

살찐 사람의 특징

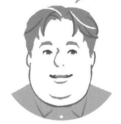

전혀 안 먹었어요

평소
돈가스 카레, 햄버거 세트, 소고기덮밥

어느 날
아무것도 먹지 않았다

먹지 않은 날을 더 기억한다

마른 사람의 특징

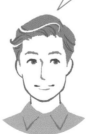

많이 먹는데 살이 찌지 않아요

평소
잘 먹지 않는다. 저칼로리 식품 위주 식단

어느 날
고기 무제한 맛집에서 잔뜩 먹었다.

많이 먹은 날을 기억한다

근력 운동=힘들다, 길다는 잘못
횟수 자랑은 의미 없다

최소한의 노력으로 확실하게 살이 빠지고 요요 현상도 없다. 이 같은 다이어트의 정석을 이루는 양 축이 식사 조절과 근력 운동이다. 이렇게 말하면 '식사는 둘째 치고 근력 운동은……'이라며 내키지 않는 반응을 보이는 사람이 많다. 근력 운동은 재미도 없고 힘들고 괴롭다는 선입견이 있는 듯하다.

또 '근력 운동을 계속하고 있지만 크게 효과가 없다'는 볼멘소리도 있다. 전문 트레이너나 스포츠 선수라도 잘못된 방법을 고수하는 경우가 있으니 무리가 아니다.

예를 들어 매일 근력 운동을 한다든지, 복근 운동 100회·팔굽혀펴기 100회를 하는데도 효과를 거두지 못한다면 당연하다. 올바른 자세로 1세트에 10회, 최대한으로 했을 때 2회 더 할 수 있는 정도의 부하를 걸어서 10회를 하는 것이 최상이다. 이를 2~3일에 한 번 3세트를 한다. 근육의 특징을 생각한다면 이것으로 충분하다. 연속 몇십 번을 할 수 있다는 것은 부하가 너무 약하다는 의미다. 무작정 횟수를 늘리면 어설퍼지고 자세가 무너지기

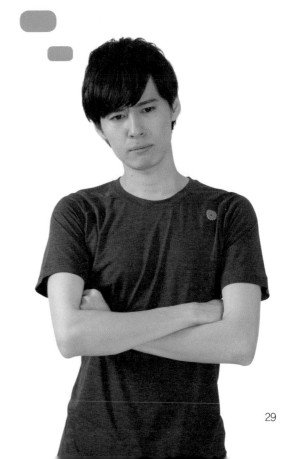

✕ 매일 근력 운동을 한다

✕ 복근 운동 100회, 팔굽혀펴기 100회를 한다

✕ 속근육을 단련해 날씬해진다

✕ 복부 비만 해소에는 복근 운동이 제일

✕ 한계까지 시도한다

쉽다는 문제도 있다. **근력 운동에서 중요한 것은 양보다 질이다. 근육은 쉬게 해줘야 커지기 때문에 같은 부위를 매일 단련하는 것은 비효율적이다.** 피로나 부상의 원인이 될 수도 있다.

체간이나 속근육과 같이 근육이 적은 부위나 작은 근육을 단련하는 것도 다이어트 관점에서는 비효율적이다. 올바른 지식을 익히면 최소한의 노력으로 반드시 효과를 거두는 것이 근력 운동이다.

집에서도 가능, 입은 옷 그대로
단 3분이면 OK

다이어트든 근력 운동이든 가장 중요한 것은 무리 없이 지속 가능해야 한다는 점이다. 시험 전 벼락치기 공부처럼 무작정 필사적으로 열심히 하는 방법으로는 작심삼일이나 겨우 일주일이 고작이다. 근력 운동의 성과가 나오기 전에 좌절하고 만다. 큰맘 먹고 피트니스센터에 등록했지만 바빠서 가지 못하고 회비만 날린 일이 수없이 많을 것이다. 처음에는 의욕이 넘쳤지만, 옷 갈아입기가 귀찮아지는 등 게으른 유혹이 항상 걸림돌이 된다.

스쿼트 다이어트는 일부러 헬스장을 찾을 필요가 없다. 언제 어디서나 할 수 있다. 동작하기 편한 복장이라면 뭐든 상관없으며, 옷이나 신발, 특별한 도구도 필요 없다. 스쿼트는 천천히 10회를 해도 1분이 채 걸리지 않기 때문에 목표인 3세트를 하는 데 3분 정도면 충분하다. 그뿐만 아니라 2~3일에 한 번도 괜찮다. 매일 근력 운동을 하는 것보다도 휴식을 끼우는 쪽이 '초과 회복(충분한 휴식을 취함으로써 운동 전보다 약간 더 높은 수준까지 운동 능력이 향상되는 것−옮긴이)'이라는 몸의 원리를 이용해 효과적으로 근육을 늘

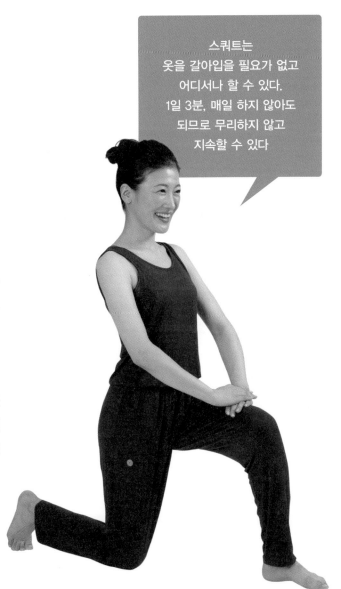

스쿼트는
옷을 갈아입을 필요가 없고
어디서나 할 수 있다.
1일 3분, 매일 하지 않아도
되므로 무리하지 않고
지속할 수 있다

릴 수 있기 때문이다.

실천 페이지에서 상세히 설명한 자세와 부하로 스쿼트를 계속하면 확실히 근육이 증가한다. 시간도 돈도 들지 않으며 필요한 것은 목표와 의지뿐이다. **단 3분짜리 근력 운동이지만 계속하면 몸이 탄탄해지고 신체 능력도 향상된다.**

식사 제한＋스쿼트는
최단 시간 살을 빼는 최고의 다이어트

반복하여 말하지만, 살을 빼기 위한 철칙은 '소비 에너지가 섭취 에너지보다 많아야 한다'. **스쿼트는 다이어트 중에 근육의 감소를 막고, 오히려 근육을 늘려서 소비 에너지의 근간인 기초대사를 올리는 데 최적의 근력 운동이다. 그럼에도 에너지가 여전히 많은 상태라면 살이 빠지기 어렵다.** 근력 운동을 할 때마다 보상으로 디저트를 먹는다면 체지방이 감소하지 않는다. 노력을 물거품으로 만들지 않기 위해서 간식과 수분 공급까지 포함해 식사 전반을 다시 살펴보자.

성인 남성이 500kcal를 줄이는 경우, 식사라면 저녁밥을 절반 줄이는 정도이지만, 운동이라면 약 1시간이나 러닝을 해야 한다. 그러므로 다이어트를 하고 싶다면 운동량을 늘리기보다 섭취 에너지를 줄이는 쪽이 용이하다. 다만 식사 제한만으로도 체중은 감량할 수 있으나 그 내용이 문제이다. 에너지가 부족해지면 몸은 체지방과 근육을 분해하는 호르몬을 동시에 분비하기 때문에 양쪽이 다 줄어든다. 지방은 먹으면 증가하지만, 근육은 운동으로 단련하

근력 운동

다이어트 중에 근력 운동은 근육
과 기초대사를 유지하는 데 필수
이다. 식사 제한과 함께 하면 단
기간에 살을 뺄 수 있다.

식사 제한

식사 제한으로 섭취하는 열량을
조절한다. 단, 식사 제한만 하는
다이어트는 근육을 감소시킨다.
요요 현상이 발생하면 최악의 결
과를 초래한다.

지 않으면 늘지 않는다. 식사
제한 다이어트만으로는 근육
이 줄어들기만 한다. 요요 현
상이 와도 근육은 돌아오지
않기 때문에 감소한 근육만큼
체지방이 늘어나서 체지방률
이 치솟는 최악의 결과가 발
생한다.

다이어트의 목적은 체지방
을 줄이는 것이므로 근육량
유지는 필수이다. 식사 제한과
스쿼트의 조합이 최상의 방법
이다.

운동을 못하고 싫어하는 **사람일수록** 근력 운동 효과가 크다

동창회 등으로 오랜만에 만나면 개중에는 전혀 다른 사람처럼 체형이 변한 친구가 있다. **특히 운동에 열심이었던 사람일수록 몸이 불어난 경우가 많다.** 사회인이 된 후 학창 시절에 비해 소비 에너지가 크게 떨어졌는데도 식생활이 달라지지 않았기 때문이다. 아무리 먹어도 살이 찌지 않던 스포츠맨도 운동을 그만두면 에너지가 남아서 체지방으로 축적된다. 반면 원래 운동을 하지 않던 사람은 사회인이 되어도 운동량이나 식사에 큰 차이가 없으므로 체지방의 급격한 변화는 없다. 다만, 근육이 조금씩 줄어들어서 기초대사가 떨어지는 반면, 체지방은 조금씩 늘어나기 때문에 외형적으로 알아채기 힘든 마른 비만이 되기 쉬우므로 주의해야 한다.

그런데 운동을 잘하는 사람과 못하는 사람 중 어느 쪽이 더 근력 운동을 잘 익히고 큰 효과를 얻을까? **운동을 잘하는 사람은 자만심으로 무의식중에 반동을 준다든지 전신 근육을 사용해 부하를 분산시키는 합리적인 움직임을 보이기 쉽다. 이런 동작은 목적하는 근육만 단련하는 근력 운동에는**

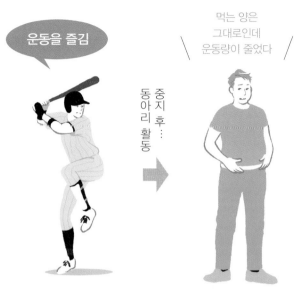

운동을 즐김

먹는 양은
그대로인데
운동량이 줄었다

중지 후…
동아리 활동

운동을 중단한 경우 식생활을 재설계하지 않으면 살이
찌기 쉽다.

올바르지 않다. 근력 운동의 효과를 올리는 최대 포인트는 비합리적인 움직임을 통해 단련하려는 근육을 사용하는 것이다. 반면 운동을 잘 못하는 사람은 트레이닝 체험이 적기 때문에 올바른 자세를 충실히 따라하려는 경향이 있다. 과거의 근력 운동 경험에 의존하지 말고 새로운 마음으로 실행해보자.

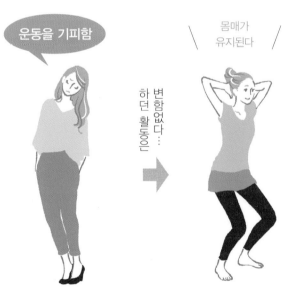

운동을 기피함

몸매가
유지된다

변함없다…
하던 활동은

운동을 싫어하는 사람은 중년 이후의 마른 비만에 주의.
단시간의 근력 운동으로 슬림한 체형을 유지하자.

탄탄한 몸과
쭉 뻗은 등을 만들어준다

스쿼트의 가장 큰 장점은 근육을 유지하면서 살을 뺄 수 있어서 굴곡 있는 탄탄한 몸을 만들어준다는 것이다. 자기 나름의 방식대로 하는 여타의 근력 운동과 달리 제대로 된 방법으로 지속하면 확실하게 성과가 나타난다. 실제로 이 책에서 소개하는 살을 빼기 위한 4주 프로그램의 경우는 2~3일에 한 번, 단 3분으로 충분하다. 식사 제한만 하는 다이어트처럼 근육이 감소하지 않고, 또한 지속하면 요요 현상을 걱정할 필요가 없다.

목표하던 몸이 되었다면 주 1회 정도의 근력 운동으로도 유지할 수 있다. 살이 빠지는 올바른 원리와 근력 운동의 중요성에 눈을 뜨면 더 이상 낡은 상식이나 잘못된 정보에 현혹되지 않는다.

또한 이 프로그램을 통해 체형뿐 아니라 자세까지 아름답게 만들 수 있다. **자세는 선천적인 것이 아니라 의식하여 몸에 익히는 '기술'이기 때문이다.** 대개 책상에 앉아서 하는 업무나 집안일, 스마트폰 사용까지 일상 대부분의 동작이 상체를 앞으로 굽히고 있다. 스쿼트는 머리부터 엉덩이까지 일직선이

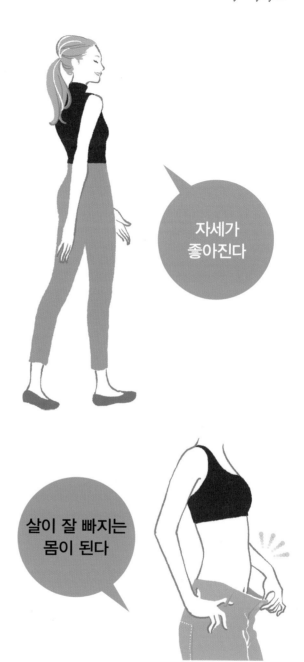

자세가
좋아진다

되도록 등을 쭉 펴준다. 올바른 자세를 실행하기 위해서는 하체뿐 아니라 체간 근육, 복근과 등 근육도 사용하기 때문에 아름다운 자세에 필수인 '감각'과 '근력'을 동시에 단련할 수 있다. 한편 자세 개선을 위해서는 아름다운 자세를 만들겠다는 의지도 중요하다. 평소 거울이나 쇼윈도에 비치는 모습을 틈틈이 확인하며 항상 몸을 곧게 유지하도록 노력하자.

살이 잘 빠지는
몸이 된다

적당히 몸을 움직이는 편이
피로 해소가 빠르다

체력을 많이 쓰지 않는 사무 업무를 해도 저녁이 되면 어깨가 결리고 허리 통증에 다리도 무겁다. 이러한 피로는 같은 자세로 내내 앉아 있는 것이 원인이다. 근육이 혈관을 압박해 혈액순환이 나빠지고 피로물질이 정체되기 때문에 나타난다.

이런 유형의 피로는 **안정을 취하고 몸을 쉬기보다 근력 운동이나 스트레칭 등으로 가볍게 몸을 움직여 혈액순환을 촉진하는 것이 오히려 회복이 빠르다.**

하루 몇 분의 근력 운동이나 스트레칭 습관으로 활기찬 생활을!

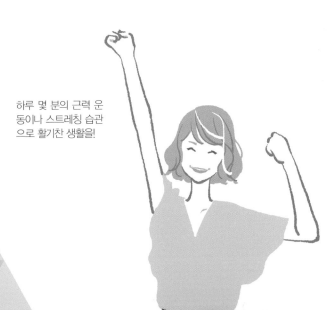

✔ 스쿼트의 장점(3)

스쿼트로 근육을 자극하면
수면의 질이 향상된다

　수면은 뇌와 몸에 휴식을 주고 성장호르몬을 분비해 전신의 세포를 재생시키는 등, 살아가는 데 중요한 역할을 한다. 그러나 오늘날은 낮에 몸을 움직이는 활동이 적고 야간에 빛이나 소리의 자극이 많다. 이로 인해 자율신경의 균형이 무너져 좀처럼 잠들지 못하거나 얕은 잠을 자는 등 수면으로 고민하는 사람이 많다.

　낮 동안 스쿼트와 같은 근력 운동을 하면 교감신경이 자극되고, 야간에는 부교감신경이 교감신경보다 우위가 되어 질 좋은 수면을 취할 수 있다. 당연히 숙면의 풍성한 혜택을 듬뿍 얻게 된다.

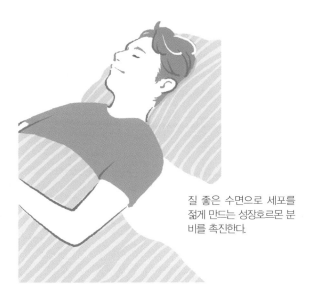

질 좋은 수면으로 세포를 젊게 만드는 성장호르몬 분비를 촉진한다.

근력 운동으로 아드레날린을 소비하고 스트레스 해소, 과식 예방!

각종 스트레스에 노출되면 체내에서는 심신을 흥분시키는 아드레날린이라는 호르몬이 분비된다. 이것은 적이 침입하는 비상사태에 처했을 때 큰 힘을 발휘해 쉽게 싸울 수 있도록 준비된 기능이다.

현대는 스트레스를 원활하게 해소하지 못해, 혈중 아드레날린 농도가 높다. 이를 해소하기 위해 자칫 폭음이나 폭식에 빠지기 쉽다. **스쿼트 등의 근력 운동은 아드레날린을 효과적으로 소비해 기분 전환과 과식 예방으로도 이어진다.**

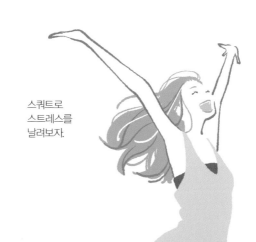

스쿼트로
스트레스를
날려보자.

✔ 스쿼트의 장점(5)

면역력을 떨어뜨리는
냉증에도 효과적이다

냉증은 면역력 저하와 깊은 관계가 있다. 몸을 따뜻하게 하는 음식을 섭취하고 반신욕을 하는 등의 대책도 좋지만, 냉증의 근원을 해소하려면 혈액순환과 신진대사를 원활하게 하는 것이 중요하다.

우리 몸의 장딴지는 하체를 순환한 혈액을 심장으로 되돌아가게 하는 펌프 역할을 한다. '제2의 심장'이라 불리는 장딴지를 효율적으로 자극하는 동시에, 체온의 약 60%를 만들어내는 근육을 많이 사용한다는 점에서도 스쿼트가 매우 효과적이다.

근력 운동은 신진대사를 높이고 체온을 올리는 효과가 있어서, 남녀 모두에게 좋다. 대사가 원활하고 냉증 걱정 없는 몸을 만들어보자.

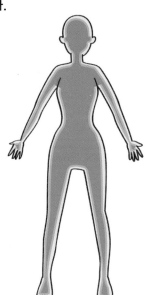

스쿼트를 하면
허벅지가 우람해질까?!

　스쿼트로 하체 근육을 단련하면 허벅지와 종아리가 두꺼워지지 않을까? 특히 여성 중에 이런 걱정을 하는 사람이 많다.

　하지만 걱정할 필요 없다. 허벅지나 종아리가 두꺼워지는 원인은 체지방의 증가에 있다. 식사를 제한하면서 스쿼트를 하면, 근육량을 유지하면서 과도한 체지방만 줄일 수 있으므로 굴곡 있고 탄탄한 아름다운 각선미가 된다.

　보디빌더나 경륜 선수의 다리가 두꺼운 것은 매우 강한 자극을 장시간 가하면서 음식을 다량 섭취하기 때문이다. 이 책에서 소개하는 다이어트를 목적으로 한 스쿼트 때문에 근육이 울퉁불퉁 솟는 일은 없으므로 안심하고 운동하자.

PART 2

4주 프로그램과
4가지 규칙

반드시 알아두어야 할
4주 프로그램의 포인트를 알아보자.
이것만은 확실히 기억해 실천에 옮겨보자!
의욕을 북돋아주는 캘린더도 수록되어 있다.

4주 프로그램으로
10년 전 몸을 되찾자

목표가 뚜렷하면 4주 프로그램을 계속할 의욕도 상승한다. 단순히 살을 빼겠다는 것이 아니라 ○○와 같은 몸매를 만들겠다, 슬림 진을 멋지게 소화하겠다, 표준체중을 만들겠다, 대사 증후군을 잡겠다 등 목표를 분명하게 세운다. 크게 써서 눈에 띄는 곳에 붙여두는 고전적인 방법도 의외로 분발하게 만든다.

여기에 **꼭 추가했으면 하는 것이 '10년 전 몸 만들기'라는 최종 목표이다.** 일반적으로 근육량과 체력은 20세를 정점으로 내내 하락한다. 그러나 일본 문부과학성의 '체력·운동 능력 조사(2011년)'에 의하면 50~54세에 '주 3회 이상' 운동을 하는 사람은 35~39세의 '주 1회' 운동군과 체력 수준이 같다고 한다. 산악인 미우라 유이치로 씨는 80세에 에베레스트 등정에 성공했다. **적절한 근력 운동을 하면 나이와 별개로 근육을 늘릴 수 있다. 결과가 나오기까지의 시간은 개인차가 있지만, 4주에 10년을 되돌리는 것도 충분히 가능하다.**

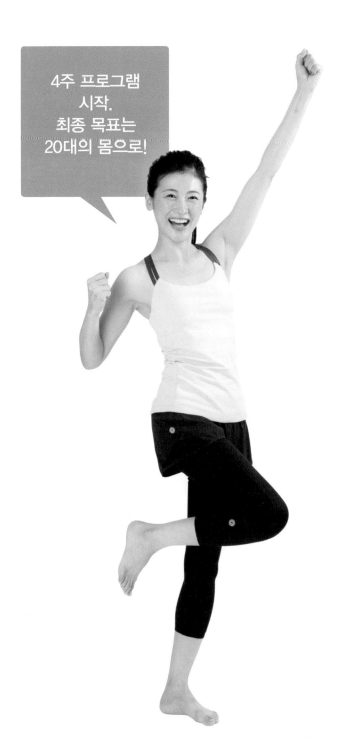

4주 프로그램
시작.
최종 목표는
20대의 몸으로!

근력 운동을 계속하면 체지방이 적은 탄탄한 실루엣과 등이 쭉 뻗은 아름다운 자세가 된다. 보폭도 넓어지고 시원시원하게 걸을 수 있다. 또한 수면의 질이 좋아져 성장 호르몬의 분비가 증가하면서 피부에 윤기가 생긴다.

알아두어야 하는 4가지 규칙과
4주 프로그램 캘린더

4주 프로그램에서는 주 3회 스쿼트와 지방 연소를 촉진하는 유산소 운동, 근육을 풀어주는 스트레칭을 2일씩 한다(P.47 표1 참조). 각각 하루 3세트를 4주 동안 지속하면 체형 변화를 실감하게 될 것이다.

스쿼트는 기본인 벤치 스쿼트를 필두로 4종류 소개한다.

원칙적으로는 4주 동안 벤치 스쿼트를 계속하는 것도 좋지만, 체력적으로 여유가 있다면 다른 3종류의 스쿼트로 레벨을 올려 근육에 가하는 부하를 높인다. 또 P.76부터 소개하는 옵션 메뉴를 추가하면 한층 효과를 높일 수 있다(P.47 표2). 스쿼트를 수행하는 날 함께 이어서 한다.

이상의 흐름을 이해하기 쉽게 P.48~49에 4주 프로그램 캘린더를 만들었다. 일과처럼 실행하는 데 도움이 될 것이다. 매일 확인하며 유용하게 사용하자.

PART 2에서는 4주 프로그램의 규칙으로, 1회 3세트를 하는 이유와 스쿼트만 매일 하지 않는 이유를 알기 쉽게 설명한다.

1

스쿼트는 주 3회,
아래 순서대로 실시한다.

표1

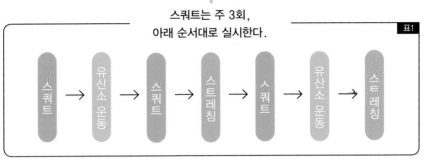

2

P.48~49의 캘린더를 사용해 매일 확인하면서 4주 프로그램을 진행한다.

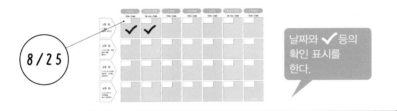

8/25

날짜와 ✔️등의
확인 표시를
한다.

3

스쿼트는 모두 4가지 종류가 있다.
기본인 '벤치 스쿼트'에 익숙해지며 여유가 생기면
다른 3종류의 스쿼트로 레벨을 올린다.

4

체력에 여유가 생기면 스쿼트 후에
옵션 메뉴(P.76~)를 추가하자.

표2

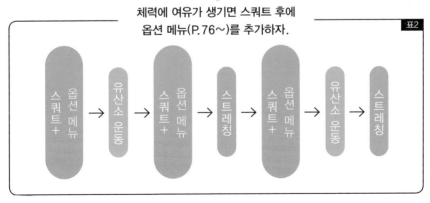

4주 프로그램 체크 시트

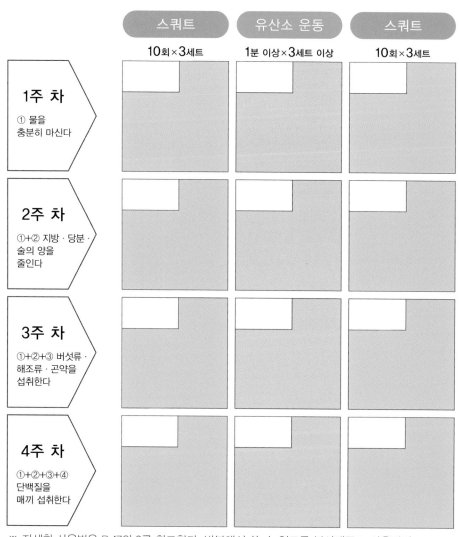

	스쿼트	유산소 운동	스쿼트
	10회×3세트	1분 이상×3세트 이상	10회×3세트
1주 차 ① 물을 충분히 마신다			
2주 차 ①+② 지방 · 당분 · 술의 양을 줄인다			
3주 차 ①+②+③ 버섯류 · 해조류 · 곤약을 섭취한다			
4주 차 ①+②+③+④ 단백질을 매끼 섭취한다			

※ 자세한 사용법은 P.47의 2를 참고한다. 반복해서 쓸 수 있도록 복사해두고 사용하자.

캘린더

매일 체크 표시를 하는 습관을 기르면
잊지 않고 프로그램을 완수할 수 있다!!

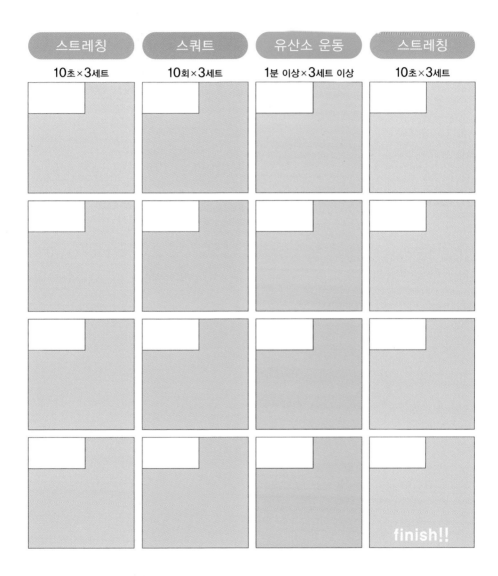

스트레칭	스쿼트	유산소 운동	스트레칭
10초×3세트	10회×3세트	1분 이상×3세트 이상	10초×3세트

finish!!

주요 근육을 알아두고
부하가 걸리는 느낌을 의식한다

4주 프로그램을 통해 강화되는 주요 근육은 다음 페이지의 그림과 같다. 겉근육 중에서도 크기가 큰 대둔근을 비롯해 하체 주요 근육에 골고루 효과가 미친다. 그렇기 때문에 약간의 근력 운동으로도 최대 효과를 올릴 수 있다.

사용하는 근육을 의식하면 근육은 수축력을 더 잘 발휘하는 특성이 있으므로 이들 근육을 기억해두면 효과적이다. 근력 운동 전에 이 부분을 주시하거나 만져주어도 근력 향상을 기대할 수 있다.

반대로 수다를 떨거나 딴생각을 하면서 혹은 텔레비전을 보면서 하면 모처럼의 근력 운동 효과가 반감된다. 설령 작은 차이라 해도 근력 운동이나 다이어트는 소소한 노력이 쌓여 결실을 맺는 것이다. 3분이면 충분한 근력 운동이므로 이때만큼은 집중하는 것이 중요하다. 일단 시작했으니 최대 효과를 노려보자.

효과가 나타나는 부위는 여기!

■ ➡ 스쿼트 (벤치 스쿼트, 스플릿 스쿼트, 사이드 스쿼트, 싱글 레그 스쿼트)
■ ➡ 추가 프로그램 (푸시업, 닐 다운, 업도미널 컬, 백 익스텐션)

푸시업

상완삼두근
팔 뒤쪽에 있는 큰 근육.
팔 앞쪽에서 알통을 만드는
상완이두근과 서로 버티며 반
대 작용을 한다.

스쿼트

대둔근
엉덩이 대부분을 덮
고 있다. 단일 근육
으로는 가장 크다.

스쿼트

햄스트링
넓적다리 뒤쪽에 있으
며 대퇴이두근, 반건양
근, 반막양근 3개의 근
육으로 구성되어 있다.

스쿼트

하퇴삼두근
종아리의 비복근과 가
자미근의 총칭. 발목을
굽히거나 자세를 유지
한다.

닐 다운

광배근
겨드랑이 아래부터 등 아
래까지 이어진 가장 면적
이 넓은 근육의 하나.

푸시업

대흉근
가슴을 폭넓게 덮고 있는
커다란 근육. 이곳을 단련
하면 앞가슴이 두꺼워진다.

푸시업

삼각근
어깨 주위를 덮은 삼
각 형태의 근육. 이곳
을 단련하면 어깨너비
가 넓어져서 굴곡 있
는 실루엣이 된다.

업도미널 컬

복사근
옆구리를 비스듬히
지나가는 복근으로
외복사근과 내복사
근이 있다.

업도미널 컬

복직근
가슴 아래 부근부터
골반까지 퍼지는 큰
근육. 체지방이 빠지
면 소위 말하는 식
스팩이 나타난다.

백 익스텐션

척주기립근
등뼈를 따라 지나가는 근육인
장늑근, 최장근, 극근 등의 총칭.
자세를 유지한다.

스쿼트

대퇴사두근
넓적다리 앞쪽에 있는 근육의 총칭.
대퇴직근, 외측광근. 내측광근, 중간
광근 4개의 근육으로 구성되어 있다.

51

올바른 자세와 속도,
부하의 강도가 차이를 만든다

근력 운동의 효과를 높이고 싶다면 가장 유의해야 할 것이 '올바른 자세'이다. 독자적 방법뿐만 아니라 서적을 참고하거나 개인 트레이너의 지도를 받는 경우에도 몸에 변화가 없다면 이는 효과가 떨어지는 자세로 내내 운동을 한 탓이다. 의외의 맹점이 준비 자세이다. 준비 자세가 무너져 있으면 당연히 효과가 오르지 않는다. **올바른 자세가 몸에 익기까지는 실천 페이지의 사진과 설명을 비교하면서 몇 번이고 확인하자.**

적절한 부하는 2회 더 가능한 정도의 여력을 남겨서 10회를 하는 것이다. 너무 약해도, 너무 강해도 안 된다. 목표로 하는 근육에 제대로 부하가 걸리는 느낌을 의식하면서 동작한다. 근육은 단련하면서도, 관절에 부하가 걸리지 않도록 하는 것도 중요하다. 관절은 마모되거나 손상되면 회복이 어렵기 때문이다. 관절을 보호하기 위해서도 올바른 자세와 적절한 부하가 중요하다.

근력 운동의 속도도 포인트다. **몸을 위로 올리는 동작에 1초, 아래로 내리는 동작에는 2초를 기준으로 하는 것이 기본이다.** 익숙해지면 시간을 2

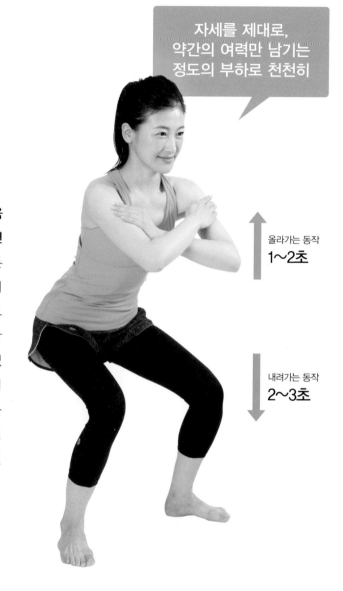

자세를 제대로,
약간의 여력만 남기는
정도의 부하로 천천히

올라가는 동작
1~2초

내려가는 동작
2~3초

배로 늘린다. 천천히 움
직일수록 확실하게 단련
할 수 있다. 가끔 빠른
속도로 복근이나 팔굽혀
펴기를 하는 모습을 보
게 된다. 본인은 운동 강
도를 높이려는 의도이겠
지만, 빠른 속도나 100회
를 거뜬히 할 수 있을 듯
한 방식은 피로만 쌓일
뿐, 효율이 크게 떨어진
다.

1세트로는 효과 반감,
3세트+휴식의 의미

자세를 올바르게 하고, 여기에 2회를 더 할 수 있을 정도의 여력을 남기는 강도로 부하를 걸어 천천히 10회 반복한다. 그런데 이 방식이 가장 효과적이라면 3세트가 아니라 1세트만 해도 괜찮지 않은가, 하고 의아하게 생각할 수 있다. 하지만 **30~90초의 인터벌(휴식)을 끼고 3세트를 하는 데는 의미가 있다.**

근육은 근섬유가 모여 만들어진다. 그런데 한 번의 동작에 모든 근섬유가 작용하는 것이 아니다. 예컨대 **근력 운동을 1세트 해서 100%의 힘을 다했다 해도 실제로는 전체 근육의 30~40%만 수축하고 온 힘을 내지 않는다.** 이는 근육이 과도하게 힘을 내서 근육 파열을 일으키거나 힘줄이 손상되는 위험을 예방하기 위한 제어 기능이다. **3세트를 함으로써 비로소 근육 내 근섬유를 모두 사용할 수 있다.**

인터벌을 넣는 것은 근력 운동 등으로 근육을 움직이면 회복하는 시간이 필요하며, 또한 완전히 회복되지 않은 상태에서 계속해야 근육 합성이 촉진되

> ## 3세트+인터벌로
> ## 최대 효과!!

므로 90초 이내를 권장
하고 있다. 또 역으로 30
초보다 짧으면, 근육이
회복되지 않은 상태에서
움직이는 것이므로 발휘
하는 근력이 저하해 운
동 효율이 떨어진다. 그
러므로 30~90초의 인터
벌이 가장 효율적이다.

사용한 근육

쉬고 있는 근육

1세트

30%

2세트

60%

3세트

100%

근육이 한 번에 발휘할 수 있는 힘은 30~40%밖에 되지 않는다.
거의 100% 단련하기 위해서는 30~90초의 인터벌을 넣어
3세트 실행한다.

근력 운동은 매일 하지 마라.
'초과 회복'을 위해서는 휴식이 필요

흔히 '3일에 한 번만 운동해도 정말 괜찮을까? 매일 하면 훨씬 빨리 살이 빠지겠지?'라는 착각을 하기 쉽다. '근력 운동은 매일 하지 않으면 효과가 없다'는 시대에 뒤떨어진 생각을 하는 지도자도 여전히 많다. 그러나 실상은 **근육은 쉬게 해주어야 커지기 때문에 계속 사용하기만 해서는 안 된다. 따라서 '매일 근력 운동을 하는 것보다 하지 않는 것이 낫다'고 단언할 수 있다.**

근력 운동으로 근육이 커지는 구조를 보면 이해가 쉽다. 운동으로 근육에 부하를 걸면, 근육 속에 있는 당을 사용해 당이 감소한다. 이 과정에서 젖산이나 수소이온 등의 노폐물이 발생해, 미세하지만 근육이 손상되고 피로감을 느끼며 저하 상태가 된다. 그러면 근육은 같은 자극을 받아도 피로해지지 않도록 근력 운동 전보다 한층 강화된다. 이것이 스포츠생리학에서 말하는 '초과 회복'의 원리이며 근육이 증가하는 구조다. 다만 이를 위해서는 48시간에서 72시간이 필요하다.

통상 24시간의 휴식으로는 '초과 회복'이 힘들기 때문에 매일 근력 운동을

초과 회복

근력 운동 효과는 '초과 회복'으로 발생한다.
이를 위해서는 2~3일의 휴식이 필요하다.

하면 피곤한 상태로 근육에 계속 부하가 누적된다. 이렇게 되면 효과는 커녕 근육에 피로가 쌓이면서 자칫 부상의 원인이 될 수 있다. **근력 운동에서는 휴식을 취하는 것도 운동의 일부이다. 그러므로 주 2~3회 운동이 적절하다.**

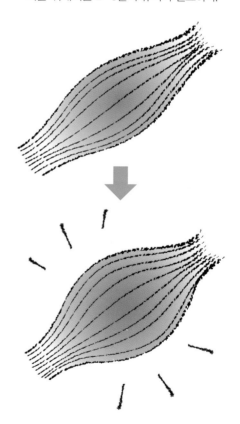

근력 운동을 쉬는 날엔
스트레칭이나 유산소 운동

운동을 지속하는 요령은 항상 같은 시간에 매일 실행함으로써 습관화하는 것이다. 스쿼트를 쉬는 날은 체지방을 줄이는 유산소 운동이나 근육의 피로를 풀어주는 스트레칭을 실시한다. 유산소 운동인 '복싱 스쿼트'는 약간 숨이 차는 정도나 말은 가능한 속도로 하고, 스트레칭인 '스쿼트 스트레칭'은 긴장을 풀고 편안하게 몸을 이완시킨다.

옵션으로 소개하는 4개의 근력 운동은 스쿼트와 다른 근육을 단련하기 때문에 같은 날에 병행해도 좋다. **근육량이 많은 하체 → 상체 → 체간 순으로 실시하면 가장 효과적이다.**

☑ 사카즈메식 스쿼트의 핵심(5)

목표를 달성했다면
주 1회 근력 운동으로 근육 유지

근력 운동 효과는 '근력 향상'과 '근육 증가'로 나타난다. **식사 제한까지 동시에 병행한다면 일주일 정도가 지났을 때부터 몸의 변화를 감지할 것이다. 3주 동안 계속하면 주변 사람에게 '요즘 살 빠진 것 같은데?'라는 말을 듣게 된다.**

이상적인 몸을 만들었다면 그대로 유지하는 것이 관건. 모처럼 습관화한 근력 운동을 바로 그만두면 근육은 매년 0.5% 정도, 60세 이상은 매년 1% 정도의 속도로 감소한다. 목표 달성 후엔 주 2~3회가 아니라 1번의 스쿼트로도 근육량을 유지할 수 있다. 이 정도라면 부담 없이 지속할 수 있을 것이다.

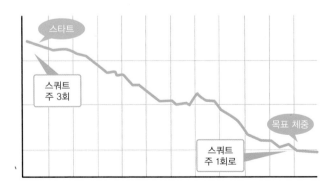

BMI를 측정해
이상적인 체중을 알아보자

건강진단으로 알려진 BMI.
다이어트 효과를 간단하고 객관적으로 알 수 있는 지표이기도 하다.

BMI(Body Mass Index)란 신장과 체중으로 산출하는 '체질량 지수'이다. 성인병 등의 예방책으로 보급되어 있다. BMI 수치는 신장과 체중을 알면 바로 산출할 수 있어서 비만도나 체형을 아는 데 매우 편리한 수단이다.

우선 운동을 시작할 때 BMI를 산출하여 자신의 체형에 대해 올바로 알아두자. 목표는 기준치인 BMI 21~23이다. 보다 슬림한 몸을 목표로 한다 해도 BMI가 18.5 아래로 떨어지지 않도록 한다.

BMI 계산식 $BMI = 체중(kg) \div 신장^2(m)$

• 비만도 판정 기준

BMI	비만도	BMI	비만도
40 이상	비만(4도)	23~25 미만	약간 통통
35~40 미만	비만(3도)	21~23 미만	보통
30~35 미만	비만(2도)	18.5~21 미만	홀쭉
25~30 미만	비만(1도)	18.5 미만	저체중(마름)

PART 3

드디어 스타트!
스쿼트 자세

가장 기본이 되는 벤치 스쿼트부터
유산소 운동, 스트레칭, 옵션까지!
가짓수는 많지 않으니
하나씩 제대로 자세를 익히자.

스쿼트 레벨 1

벤치 스쿼트 (의자 스쿼트)

START!

웅크린 자세에서 시작한다.
다리를 어깨너비
정도로 벌리고, 양팔은
가슴 앞에서
교차한다.

1 무릎과 고관절을 굽히고
등은 쭉 편 채 팔꿈치가
무릎 위에 닿는 정도까지
엉덩이를 쭉 내밀어 몸을
앞으로 숙인다.

10 × **3**
회   세트

인터벌
30~90초

상체는 머리부
터 엉덩이까지
일직선.

➡ P.64 : Point ②

몸의 축이 중심을
유지하며 기울어
지지 않도록 한다.

➡ P.65 : Point ③

무릎은 발끝보다
너무 앞으로 나가
지 않도록 한다.

➡ P.64 : Point ①

발끝과 무릎은 살
짝 바깥쪽을 향한
다.

➡ P.65 : Point ④

\ *Point* /

스쿼트는 대퇴사두근
을 비롯해 하체 근육을
골고루 단련할 수 있는
훌륭한 운동이다. 웅크
린 자세에서 시작하는
벤치 스쿼트는 모든 스
쿼트의 기본이 된다.

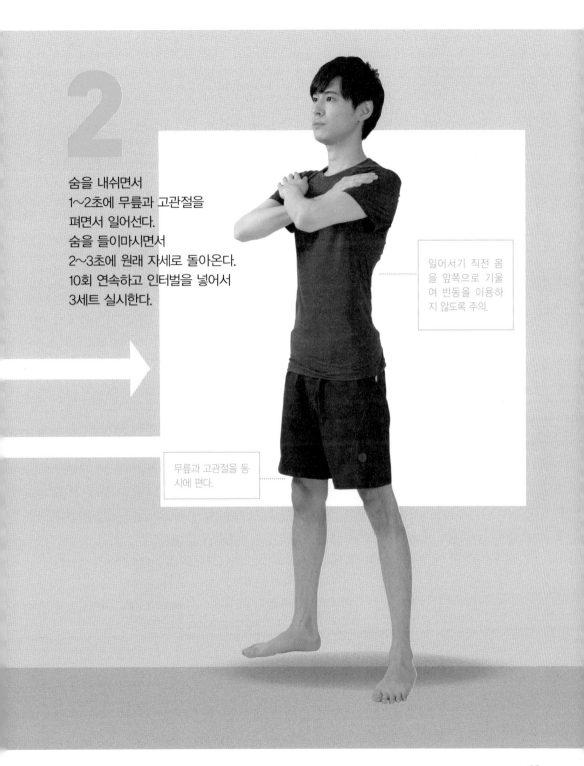

2

숨을 내쉬면서
1~2초에 무릎과 고관절을
펴면서 일어선다.
숨을 들이마시면서
2~3초에 원래 자세로 돌아온다.
10회 연속하고 인터벌을 넣어서
3세트 실시한다.

일어서기 직전 몸
을 앞쪽으로 기울
여 반동을 이용하
지 않도록 주의.

무릎과 고관절을 동
시에 편다.

스쿼트 레벨 1

벤치 스쿼트 (의자 스쿼트)

\ Point /

1 _____ 발끝과 무릎의 위치

준비 자세는 의자를 이용하면 기억하기 쉽다. 엉덩이를 최대한 의자에 살짝 걸터앉아 가슴 앞에서 양팔을 교차한 채 상체를 앞으로 기울인다. 발끝이 무릎 바로 아래에 오도록 발을 몸 쪽으로 당긴다.

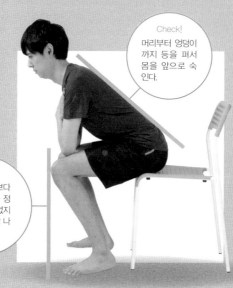

Check!
머리부터 엉덩이까지 등을 펴서 몸을 앞으로 숙인다.

Check!
발끝이 무릎보다 살짝 나오는 정도라면 상관없지만, 10cm 이상 나오면 안 된다.

\ Point /

2 _____ 상체 자세

상체는 머리부터 엉덩이까지 일직선이 되도록 등을 쭉 편 채 몸을 앞으로 숙인다. 등을 구부리거나 젖히면 하체에 효과가 제대로 전달되지 못하고 허리에 부담이 가므로 NG.

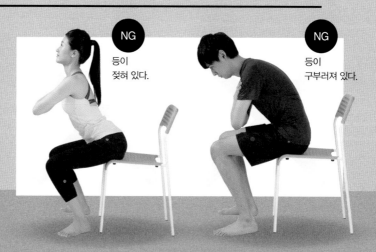

NG
등이 젖혀 있다.

NG
등이 구부러져 있다.

\ Point /

3 ──────── 발과 골반의 위치

발은 어깨너비로 벌린다. 몸의 축(골반)이 발 사이 중앙에 오도록. 좌우로 기울어지지 않도록 주의하자.

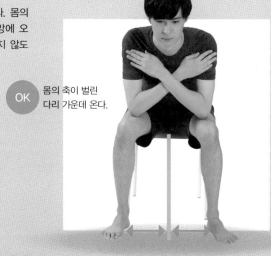

OK 몸의 축이 벌린 다리 가운데 온다.

\ Point /

4 ──────── 발끝과 무릎의 방향

발끝과 무릎은 살짝 바깥쪽을 향한다. 무릎이 너무 벌어지거나 안쪽으로 모이면 고관절과 무릎에 부담이 가므로 절대 금물.

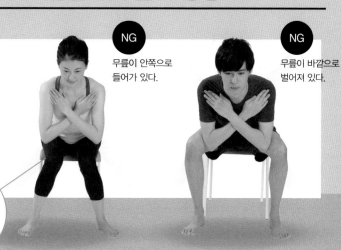

NG 무릎이 안쪽으로 들어가 있다.

NG 무릎이 바깥으로 벌어져 있다.

Check! 양 무릎의 간격은 팔꿈치가 가볍게 닿는 정도가 적당.

유산소 운동

복싱 스쿼트

1 × 3
분 이상 세트 이상

인터벌
30초

1

얼굴 아래쪽에
주먹 쥔 손이 오도록 자세를
잡고 시선은 정면을 향한다.
다리는 어깨너비보다 조금 넓
게 벌리고 등을 쭉 편 채로
가볍게 자세를 낮춘다.

\ *Point* /

복싱 스쿼트는 말은 할
수 있으나, 살짝 힘들
게 느껴지는 정도의 강
도가 알맞다. 수월하게
느껴지면 한층 깊숙이
앉았다 일어나면서 움
직이는 속도를 올려서
강도를 높인다!

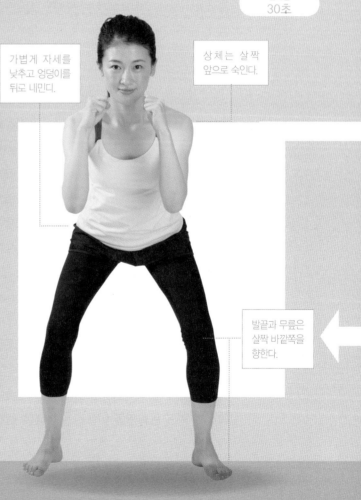

가볍게 자세를
낮추고 엉덩이를
뒤로 내민다.

상체는 살짝
앞으로 숙인다.

발끝과 무릎은
살짝 바깥쪽을
향한다.

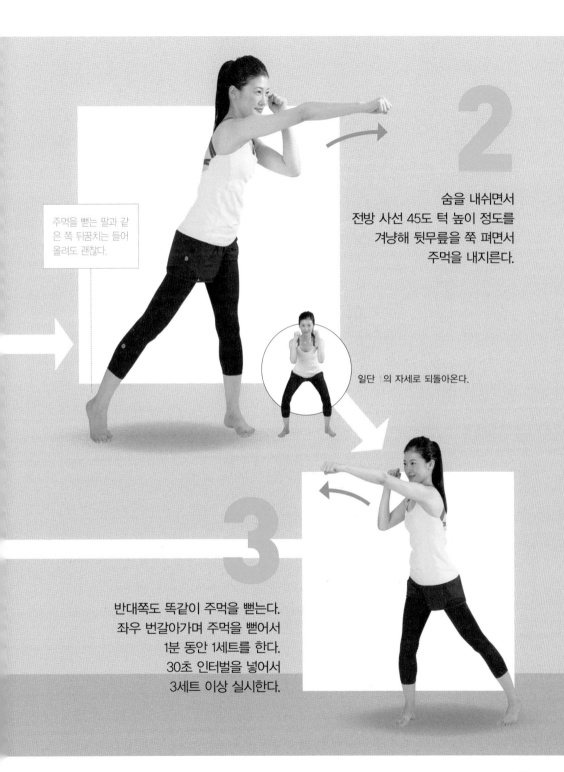

2

숨을 내쉬면서
전방 사선 45도 턱 높이 정도를
겨냥해 뒷무릎을 쭉 펴면서
주먹을 내지른다.

주먹을 뻗는 팔과 같
은 쪽 뒤꿈치는 들어
올려도 괜찮다.

일단 의 자세로 되돌아온다.

3

반대쪽도 똑같이 주먹을 뻗는다.
좌우 번갈아가며 주먹을 뻗어서
1분 동안 1세트를 한다.
30초 인터벌을 넣어서
3세트 이상 실시한다.

스트레칭
스쿼트 스트레칭

좌우 각

10 × **3**

초   세트

인터벌
10초

1

다리를 앞뒤로 넓게 벌리고
뒷다리의 무릎을 꿇고 앉는다.
상체는 머리부터 엉덩이까지 똑바로 펴고 양손은
앞다리의 무릎에 포개어 올린다.

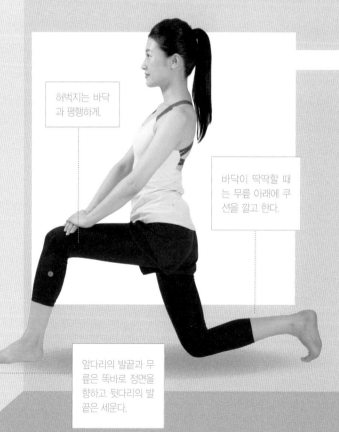

허벅지는 바닥
과 평행하게.

바닥이 딱딱할 때
는 무릎 아래에 쿠
션을 깔고 한다.

앞다리의 발끝과 무
릎은 똑바로 정면을
향하고 뒷다리의 발
끝은 세운다.

\ *Point* /

다리를 넓게 벌리고 하
는 스쿼트를 응용한 스
트레칭이다. 스쿼트로
단련한 대전근과 대퇴
사두근. 햄스트링 등을
기분 좋게 펴주어 피로
해소를 돕는다.

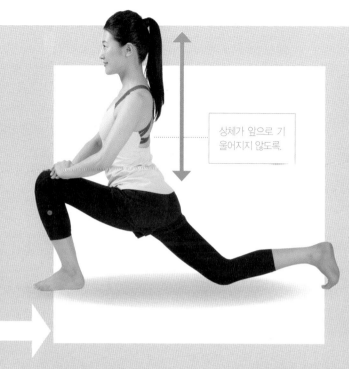

상체가 앞으로 기울어지지 않도록.

2

상체를 똑바로 세우고 중심을 앞다리로 이동한다. 숨을 내쉬면서 통증을 느끼지 않을 정도에서 하체를 기분 좋게 10초간 펴준다. 10초의 인터벌을 넣어서 좌우 각각 3세트씩 실시한다.

Variation
응용 동작

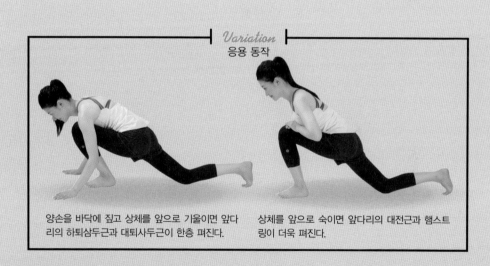

양손을 바닥에 짚고 상체를 앞으로 기울이면 앞다리의 하퇴삼두근과 대퇴사두근이 한층 펴진다.

상체를 앞으로 숙이면 앞다리의 대전근과 햄스트링이 더욱 펴진다.

스쿼트 레벨 2

스플릿 스쿼트
(다리를 앞뒤로 벌린 스쿼트)

좌우 번갈아가며 각

10 × **3**

회　　세트

인터벌
30~90초

1

서서 시작한다.
양팔은 가슴 앞에서 교차하고
등을 쭉 펴서 머리부터
엉덩이까지 일직선으로 만든다.
다리를 앞뒤로 넓게 벌리고
발끝과 무릎은 똑바로 정면을
향하고 선다.

> 발끝과 무릎은
> 똑바로 정면을
> 향하고 선다.

\ *Point* /

스플릿 스쿼트는 앞
뒤로 넓게 다리를 벌
리고 하므로 앞다리
에 더 큰 부하가 걸려
서 벤치 스쿼트보다
운동 강도가 높다.

OK

정면에서 본
올바른 자세.

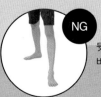

NG

뒷다리의 발끝이
바깥쪽을 향한다.

2

숨을 들이마시면서 2~3초 동안 무릎이 바닥에 닿기 직전까지
몸을 아래로 내리고, 앞다리에 60~70%, 뒷다리에 30~40%의 체중을
싣는다. 상체는 살짝 앞쪽으로 기울인다. 숨을 내쉬면서 1~2초 동안
원자세로 돌아온다. 10회를 1세트로 한다. 인터벌을 넣어서
좌우 번갈아 3세트 실시한다.

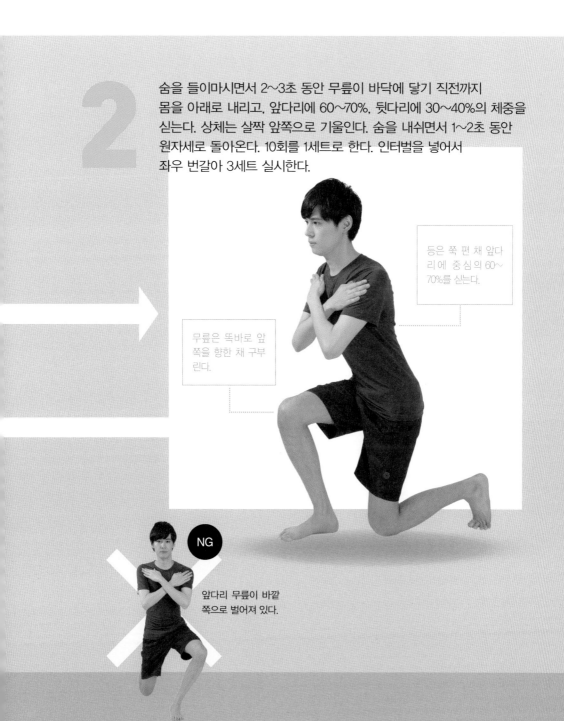

등은 쭉 편 채 앞다
리에 중심의 60~
70%를 싣는다.

무릎은 똑바로 앞
쪽을 향한 채 구부
린다.

NG

앞다리 무릎이 바깥
쪽으로 벌어져 있다.

스쿼트 레벨 3

사이드 스쿼트
(다리를 좌우로 벌린 스쿼트)

좌우 번갈아가며 각

10 ✕ **3**

회　　세트

인터벌
30~90초

1

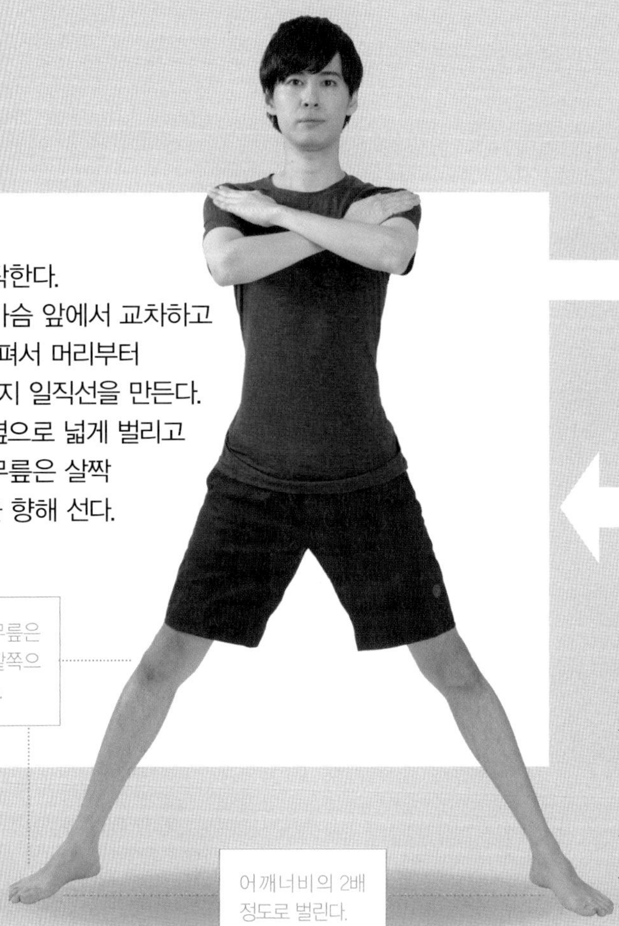

서서 시작한다.
양팔은 가슴 앞에서 교차하고
등을 쭉 펴서 머리부터
엉덩이까지 일직선을 만든다.
다리를 옆으로 넓게 벌리고
발끝과 무릎은 살짝
바깥쪽을 향해 선다.

발끝과 무릎은
살짝 바깥쪽으
로 향한다.

어깨너비의 2배
정도로 벌린다.

\ *Point* /

사이드 스쿼트는 옆
으로 넓게 다리를 벌
리고 한다. 구부린 다
리에 큰 부하가 걸리
는 중급자 레벨이다.
스플릿 스쿼트가 수
월하게 느껴진다면
시도해보자.

2

숨을 들이마시면서 2초 동안 한쪽 다리로 중심을 이동한다.
상체는 바닥과 수직이 되도록 유지한 채 구부린 다리에 70~80%,
쭉 뻗은 다리에 20~30%의 무게중심이 가도록 한다.
1초 동안 원자세로 돌아온다. 좌우 번갈아가며 각 10회를
1세트로 한다. 인터벌을 넣어서 3세트 실시한다.

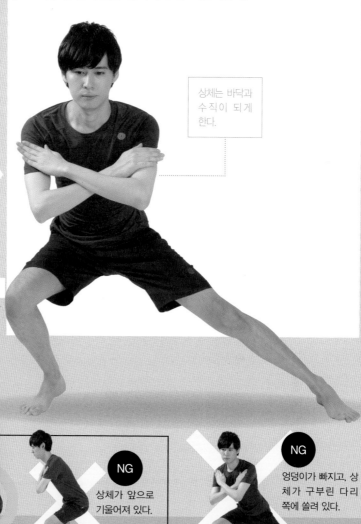

상체는 바닥과
수직이 되게
한다.

구부린 다리에
70~80%의 체
중을 싣는다.

OK
옆에서 본 바른
자세.

NG
상체가 앞으로
기울어져 있다.

NG
엉덩이가 빠지고, 상
체가 구부린 다리
쪽에 쏠려 있다.

스쿼트 레벨 4

싱글 레그 스쿼트
(한 다리 스쿼트)

1

서서 시작한다.
양팔은 가슴 앞에서 교차하고
등을 쭉 펴서 머리부터
엉덩이까지 일직선을 만든다.
한쪽 발을 반걸음 뒤로 빼서
발끝을 세운다.

80~90%의 무게중
심을 앞다리에 둔다.

Variation
응용 동작

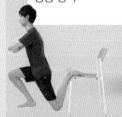

뒷발을 의자에 올리고 하는 불
가리안 스쿼트. 싱글 레그 스
쿼트에서 균형을 잘 잡았다면
이 동작에 도전해보자.

\ *Point* /

한쪽 다리에 거의 전
체중을 싣는 싱글 레
그 스쿼트. 트레이닝
강도가 가장 세다. 안
전을 위해 뒷다리를
가볍게 바닥에 붙이
지만 체중이 뒷다리
에 실리지 않도록 주
의하자.

2

숨을 들이쉬면서 2~3초 동안 앞다리에 모든 체중을 싣는다는
느낌으로 뒷다리의 무릎이 바닥에 닿기 직전까지 몸을 아래로 내린다.
등을 쭉 펴고 확실하게 몸을 앞으로 기울인다.
1~2초 동안 원자세로 돌아온다. 10회를 1세트로 한다.
인터벌을 넣어서 좌우 번갈아가며 각 3세트씩 실시한다.

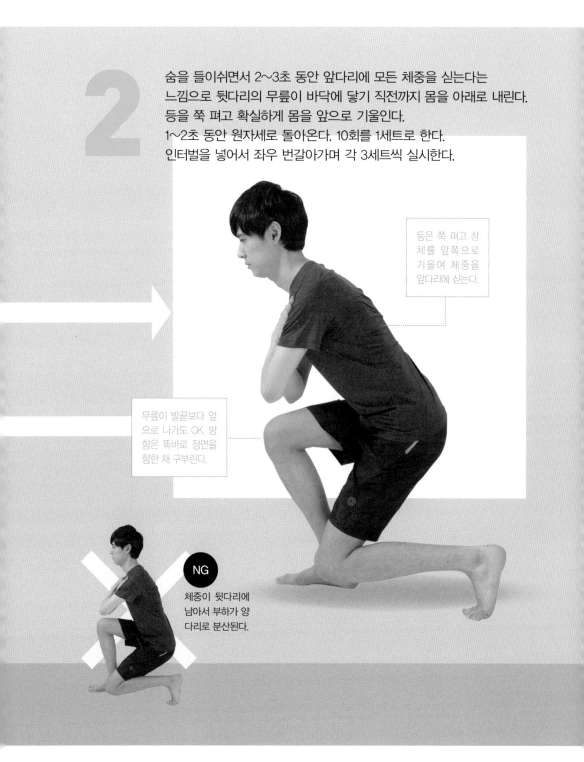

등은 쭉 펴고 상
체를 앞쪽으로
기울여 체중을
앞다리에 싣는다.

무릎이 발끝보다 앞
으로 나가도 OK 방
향은 똑바로 정면을
향한 채 구부린다.

NG

체중이 뒷다리에
남아서 부하가 양
다리로 분산된다.

추가로 단련하면 한층 효과 업 1

푸시업(팔굽혀펴기)

10 × **3**

회   세트

인터벌
30~90초

1 양 무릎을 바닥에 대고 발끝을 세운다.
손끝은 45도 바깥쪽으로 향하게 하고 손가락은 벌린다.
어깨너비의 2배 정도로 양손을 짚는다.

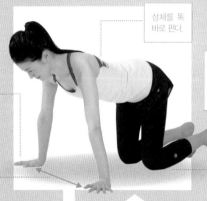

상체를 똑
바로 편다.

무릎은 허리 너비로
벌린다. 허리에서 무
릎은 바닥과 수직이
되도록 한다.

손끝이 바깥쪽 45
도를 향하게 하고
손가락을 벌린다.

어깨너비의 2배
정도로 양팔을 벌
려 바닥을 짚는다.

2 견갑골을 모아 가슴을 펴고 숨을 들이마시면서 2~3초 동안
팔꿈치를 구부린다(이상적인 각도는 90도지만, 팔꿈치의 각도
로 부하를 조절한다). 숨을 내쉬면서 1~2초 동안 원자세로
돌아온다. 10회를 1세트로 한다. 인터벌을 넣어서 3세트 실시.

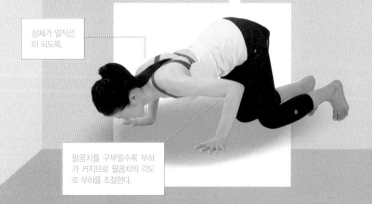

상체가 일직선
이 되도록.

팔꿈치를 구부릴수록 부하
가 커지므로 팔꿈치의 각도
로 부하를 조절한다.

\ *Point* /

푸시업은 대흉근, 삼
각근, 상완삼두근 등
을 단련하는 기본 상
체 근력 운동이다. 익
숙해지면 점차 부하
를 올려서 머리부터
무릎까지, 머리부터
뒤꿈치까지를 일직선
자세로 만들어 실시
한다.

추가로 단련하면 한층 효과 업 2

닐 다운

10 × 3

회　　세트

인터벌
30~90초

1 양손과 양 무릎을 바닥에 붙이고 머리부터 무릎까지
일직선이 되도록 한다. 발목을 꼬고 무릎을 구부린다.

양손의 간격은 어
깨너비만큼 벌리고
손가락을 모아 정
면을 향한다.

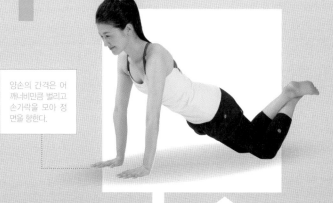

2 양손에 체중을 실은 채 숨을 들이쉬면서
2~3초 동안 머리를 숙이고 엉덩이를 뒤로 뺀다.
숨을 내쉬면서 1~2초 동안 원자세로 돌아온다.
10회를 1세트로 한다. 인터벌을 넣어서 3세트 실시한다.

발에 체중이 실리
지 않도록 땅에서
띄운다.

양팔은 똑바로 곧
게 편다.

턱이 올라가지
않도록 주의

\ *Point* /

닐 다운은 등의 커다
란 근육인 광배근 등
을 단련하는 근력 운
동이다. 제대로 단련
하려면 무게중심이
발로 분산되지 않도
록 한다. 팔과 등에
부하를 느끼면서 실
시한다.

추가로 단련하면 한층 효과 업 3

업도미널 컬

10 × **3**

회   세트

인터벌
30~90초

1 위를 보고 누워서 다리는 허리 너비로 벌리고 무릎을 90도로 구부린다. 손은 깍지를 끼지 않고 손끝을 뒤통수에 댄 채 겨드랑이를 조인다.

무릎은 90도로 구부린다.

팔꿈치가 벌어지 지 않도록 겨드랑 이를 조인다.

다리는 허리 너 비로 벌린다.

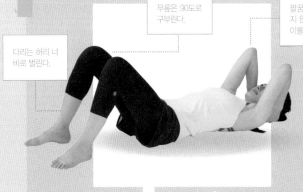

2 숨을 내쉬면서 1~2초 동안 등을 둥글게 구부리며 상체를 일으킨다. 숨을 들이쉬면서 2~3초 동안 원자세로 돌아온다. 10회를 1세트로 한다. 인터벌을 넣어서 3세트 실시.

\ *Point* /

업도미널 컬은 복직 근과 내·외 복사근 을 단련하는 소위 말 하는 '복근 운동'이 다. 누구나 알고 있지 만 제대로 된 방법으 로 하지 않으면 효과 가 반감된다. 올바른 자세와 속도를 익혀 보자.

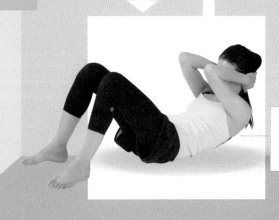

팔꿈치가 두 다리 앞까지 가도록 등 전체를 확실하게 구부린다.

추가로 단련하면 한층 효과 업 4

백 익스텐션

10 × **3**

회   세트

인터벌
30~90초

1 엎드려서 손을 겹치고 그 위에 턱을 올린다.
다리는 허리 너비만큼 벌린다.

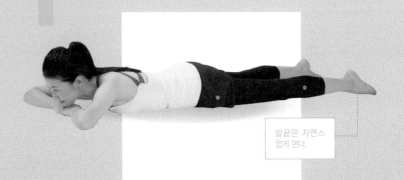

발끝은 자연스
럽게 편다.

2 숨을 내쉬면서 1~2초 동안 상체를 젖힌다.
숨을 들이쉬면서 2~3초 동안 원자세로 돌아온다.
10회를 1세트로 한다. 인터벌을 넣어서 3세트 실시.

\ *Point* /

백 익스텐션은 척추
주변의 척주기립근
등 허리 부위를 단련
하는 근력 운동이다.
체간을 강화해 등이
매끈해지며 자세가
아름다워지고 요통
예방에 도움이 된다.

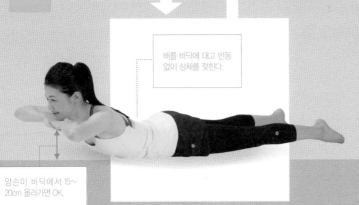

배를 바닥에 대고 반동
없이 상체를 젖힌다.

양손이 바닥에서 15~
20cm 올라가면 OK

성공? 좌절?
갈림길은 '목표 설정'

살은 빼고 싶은데 언제나 작심삼일. 이런 고민을 하고 있다면 가장 중요한 '목표 설정'에 문제가 있을 가능성이 높다. 중도 포기나 요요 현상을 겪지 않으려면 우선 목표 설정부터 점검해보자!

운동과 다이어트를 끊임없이 시도하지만 언제나 결과는 좌절이라며 고민을 토로하는 분들을 보면 두 가지 공통점을 발견할 수 있다. 첫째는 동기가 막연하다는 것. 또 하나는 구체적이고 정확한 목표 체중을 설정하지 않았다는 것이다. 예컨대 'OO인치 청바지를 입겠다'는 식으로 구체적이고, 쉽게 이미지화할 수 있어야 동기를 유지하기 쉽다.

또한 목표 체중 설정이 적정해야 한다. 감량 목표는 주당 체중의 1%가 상한이므로, 체중이 50kg이라면 1주에 0.5kg까지가 건강하고 요요 우려가 없는 수치다. 이 이상의 페이스로 설정하면 근육이 감소할 우려가 있을 뿐만 아니라 심신에 스트레스가 많아서 좌절하기 쉽다.

이를 바탕으로 감량하고 싶은 체중에 소요 기간을 미리 계산하여 설정해둔다. 여기서 조심해야 하는 것은 여성은 체지방이 체중의 16% 이하가 되면 무월경이나 골밀도 저하 등 위험이 발생하므로 무리하지 않고 목표를 설정하는 것이 중요하다.

PART 4

살 빠지는 식생활로
다이어트
속도를 올리자!

다이어트에 적합한 식품,
음식을 섭취하는 방법 등
스쿼트와 함께 하면
확실히 살이 빠지는 식사법을 소개한다.

4주 프로그램에 맞춰
식생활까지 개선하면 효과 최대!

체중을 감량하려면 운동만으로는 부족하며, 식사법을 함께 병행하는 것이 기본이다. 결론적으로 소비 칼로리보다 섭취 칼로리가 많으면 살이 빠지지 않는다.

예를 들어 매일 80kcal씩 섭취 칼로리가 많다면 1년 사이에 80kcal×365일=29,200kcal가 오버된다. 지방 1kg에 7,200kcal라고 한다면 단순히 1년 만에 약 4kg 체중이 늘어난 셈이다.

반대로 매일 80kcal씩 줄인다면 1년에 4kg 체중이 감소한다.

'4주 프로그램'에 맞춰 다음에 소개하는 식사법을 매주 실시한다면 무리하지 않고 섭취 칼로리를 줄일 수 있다.

1주 차: ① 물을 충분히 마신다

2주 차: ①+② 지방·당분·술의 양을 줄인다

3주 차: ①+②+③ 버섯류·해조류·곤약을 섭취한다

4주 차: ①+②+③+④ 단백질을 매끼 섭취한다

스쿼트+식사 제한이
살 빼는 확실한 지름길!

식사 제한이 필수라 해
도 무리하면 스트레스가
되고 좌절로 이어진다.

'4주 프로그램'은 섭취
칼로리를 단계적으로 줄
이면서 건강하게 살을 뺄
수 있도록 짜였다.

근육을 단련하는 스쿼
트와 **살이 빠지는 식습
관**의 이중 공략으로 4주
후에는 목표하는 몸매로
변신할 수 있다.

물은 충분히,
평소보다 1ℓ 이상 마신다

물은 궁극의 제로 칼로리 식품이다. 아무리 마셔도 에너지나 지방으로 변하지 않으며, 나아가 물이 아니면 얻을 수 없는 장점이 많다. 물만 마셔도 살이 찐다는 사람은 물이 아니라 설탕이 든 음료나 술 같은 고칼로리 식품을 많이 섭취하고 있음을 간과했을 것이다.

물을 마시는 가장 큰 장점은 식욕을 억제할 수 있다는 것이다. 식전에 250㎖ 정도를 마시면 그만큼 위장에 음식이 들어가는 부피가 줄어들어서 식욕을 억제할 수 있다. 또한 식사 제한으로 생기기 쉬운 탈수 증상도 예방한다. 체내에 수분이 충분하지 않으면 혈액의 흐름이 정체되기 쉬워 세포에 산소가 충분히 전달되지 못한다. 다이어트뿐만 아니라 건강을 위해서도 수분 섭취는 필수 조건이다.

물 이외 제로 칼로리, 디카페인, 무알코올 음료로는 따뜻한 물, 보리차, 허브티 등도 좋다. 보이차 같은 중국차나 녹차, 홍차, 커피는 카페인을 함유하고 있으므로 다이어트에 적합하지 않다. 탄산수는 포만감을 증가시키기 때문에

추천한다. 프로그램 1
주 차부터 이전보다 하
루 1ℓ 이상 많이, 다음
종류의 수분을 섭취하
도록 한다.

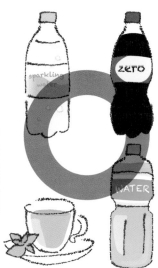

제로 칼로리·디카페인·무
알코올 음료를 평소보다
1ℓ 이상 마실 것. 생수,
끓인 물, 보리차, 허브티
등이 좋다. 탄산수는 포
만감을 더 증가시키기 때
문에 추천!

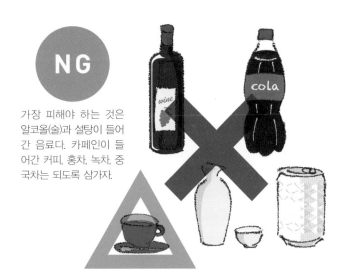

가장 피해야 하는 것은
알코올(술)과 설탕이 들어
간 음료다. 카페인이 들
어간 커피, 홍차, 녹차, 중
국차는 되도록 삼가자.

지방·당분·술을
평소의 절반으로 자제한다

프로그램 2주 차는 적극적으로 칼로리 제한에 도전한다. 칼로리 과잉 식생활을 하는 사람의 대부분은

- 기름진 음식을 좋아한다(지방질 과다 섭취)
- 단것을 좋아한다(당질 과다 섭취)
- 술을 좋아한다(혈당 수치 급상승)

위의 3가지 중 하나이거나 혹은 중복되는 경우가 대부분이다. 기호식품이라 의식하지 못한 채 과하게 섭취하는 것이다.

지방질은 당질이나 단백질(4kcal/1g)보다 칼로리가 2배 이상(9kcal/1g) 높다. 또 디저트에 반드시 들어가는 설탕은 몸에 들어가는 순간 바로 혈당 수치가 상승해 체지방으로 변한다. 술은 가장 먼저 에너지로 소비되므로 연소시켜야 할 체지방이 사용되지 않고 그대로 남을 뿐만 아니라 설탕처럼 혈당 수치를 높이는 성가신 존재이다.

2주 차부터는 이 같은 기호식품을 자제하여 섭취 칼로리를 줄이는 습관

을 들인다. 복잡하고 세세한 칼로리 계산은 굳이 필요가 없다!

예를 들어 항상 즐겨 먹는 도넛을 절반만 먹는다든지, 술을 마시는 횟수를 반으로 줄이는 등 단순하게 '반으로 줄이기'를 실천한다.

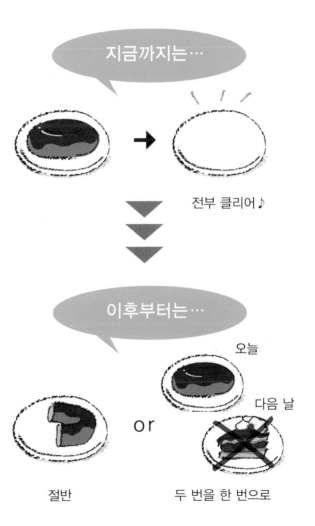

지금까지는…

전부 클리어♪

이후부터는…

오늘

다음 날

절반   or   두 번을 한 번으로

제로 칼로리 식품
버섯류·해조류·곤약을 적극 섭취한다

3주 차는 컨디션을 조절하면서 칼로리를 낮출 수 있는 3가지 식재료를 적극 활용한다. 바로 **버섯류·해조류·곤약** 세 종류이다.

이들 모두 구성 성분의 대부분이 수분과 식이섬유이기 때문에 포만감을 높여주고 당질과 지방질의 흡수를 늦추며 혈당 수치가 급상승하는 것을 예방한다. 또한 좋은 균의 먹이가 되어 장내 환경을 개선하고 변비 해소에도 도움을 주는, 그야말로 다이어트와 건강에 최적의 식품이다.

해조류는 약 90%가 수분이다. 나머지는 수용성 식이섬유이며 칼륨, 나트륨 등의 미네랄도 풍부하다. 표고버섯, 팽이버섯 등의 버섯 종류도 수분이 많고 불용성 식이섬유가 대부분이다. 곤약은 원재료인 구약나물이 수용성 식이섬유이지만 응고제를 사용하기 때문에 불용성 식이섬유이며 질량의 약 96~97%가 수분인 놀라운 식품이다.

이들은 다이어트의 좋은 친구다. 다만 주의해야 하는 것은 이것으로만 배를 채우려고 하면 영양부족에 빠질 수 있다. 필요한 영양소를 골고루 섭취하

적극적으로 활용하면 좋은 식품

면서 더불어 버섯류, 해조류, 곤약을 수프나 샐러드, 국과 반찬 등으로 다양하게 활용하면 포만감을 높이면서 칼로리 섭취는 낮출 수 있다.

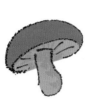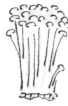

버섯류

파스타나 도리아, 리소토 등의 주재료이자, 일상 식단에서 반찬이나 수프, 국 등 다양한 요리에 폭넓게 이용하는 활용도 높은 재료다. 표고버섯과 팽이버섯은 말리면 맛이 풍부해져서 만족도가 올라간다!

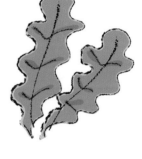

해조류

다시마는 평소 국물 맛을 내는 재료로 많이 사용하며, 김은 간편하게 먹을 수 있는 친숙한 재료이다. 그 외 미역, 매생이, 톳 등은 무침, 샐러드, 절임 등으로 다양하게 섭취한다. 매끼 조금씩 섭취하는 것이 이상적이다.

곤약

곤약이 다이어트 식품으로 주목받으면서 다양한 레시피가 등장하고 있다. 쌀 모양으로 나온 곤약미를 넣어 함께 밥을 지으면 볼륨이 늘어난다. 실곤약을 면 요리로 활용하기도 한다. 샐러드, 조림 등으로 만들어두고 저칼로리식으로 즐길 수 있다.

단백질이 풍부한 식단으로
건강하게 살 빼기

드디어 프로그램의 마지막 주이다. 지금까지의 살 빠지는 식습관을 유지하면서 이번 주에는 '단백질 매끼 섭취하기'를 습관화한다.

우리 몸은 대체로 수분, 지방, 단백질로 구성되며, 근육을 비롯해 뼈, 혈액, 피부 등의 세포를 만드는 데 단백질이 필수영양소이다. 나아가 근육을 늘리고 건강하게 살을 빼려면 예전의 식생활보다 많은 단백질이 필요하다.

그러나 **단백질은 몰아 먹는다고 무조건 흡수되는 것이 아니다. 과도하게 섭취하면 그때그때 소비되거나 배설되므로 식사할 때마다 안정적으로 보충하는 것이 바람직하다.**

4주 차에는 특히 주요리에 육류나 어패류가 들어가도록 적극적으로 식단을 짜는 것이 좋다. 아침에 두부나 낫토를 즐기는 사람도 있는데 콩으로 된 식품만으로는 단백질의 양이 부족하므로 반드시 달걀이나 우유, 요구르트 등을 함께 곁들인다.

육류라면 다리살, 안심, 닭 가슴살이 좋고 어패류라면 흰 살 생선과 오징

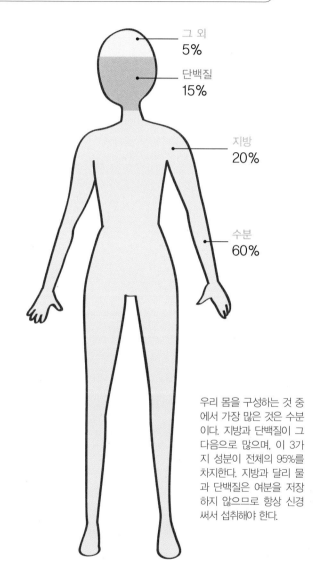

우리 몸의 구성 성분

그 외
5%

단백질
15%

지방
20%

수분
60%

어, 문어 등 지방이 적
은 식품을 추천한다.

　다만 극단적인 지방
질 제한은 포만감이
떨어질 뿐만 아니라
호르몬 균형이 깨지는
등 건강에 악영향을
줄 수 있으므로 적당
히 해야 한다.

우리 몸을 구성하는 것 중
에서 가장 많은 것은 수분
이다. 지방과 단백질이 그
다음으로 많으며, 이 3가
지 성분이 전체의 95%를
차지한다. 지방과 달리 물
과 단백질은 여분을 저장
하지 않으므로 항상 신경
써서 섭취해야 한다.

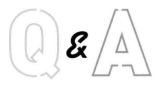

스쿼트와 다이어트에 관한

Q & A

4주 프로그램을 시작하기 전에 궁금한 점을 한눈에 쏙쏙 알기 쉽게 정리한다.

운동 편

Q

스쿼트의
효과는 언제쯤부터?

--- A ---

근육 땅김은 1주일이면 느껴진다. 근육량을 유지하면서 체지방만 줄여가기 때문에 2주 동안 계속하면 체형이 달라진 것을 실감할 수 있다. 그대로 3주 동안 계속하면 다른 사람이 보기에도 효과가 나타난다.

Q

스쿼트를 하기에
좋은 시간대는?

--- A ---

교감신경이 높아지는 16시경이 가장 좋지만, 낮 동안 운동이 어려운 사회인이라면 저녁 식사를 마치고 2~3시간 뒤를 목표로 하자. 19시경에 저녁 식사를 하고 21~22시경에 운동을 하기니, 이니면 17시경에 주먹밥이나 빵을 가볍게 먹고 19시에 운동하는 패턴을 추천한다. 이 경우에 저녁 식사는 운동을 마친 후에 하고 푸짐하게 먹는 것은 삼간다.

Q

잠자리에 들기 전
시간밖에 없는 경우엔?

--- A ---

스쿼트 효과를 내려면 규칙적으로 지속하는 것이 최상이다. 잠자리에 들기 전의 시간밖에 없다면 그것으로도 충분하다. 평소에 할 수 없으니 휴일에 몰아서 장시간 하겠다는 식으로는 목표하는 효과를 얻을 수 없다.

Q

근육통과는
다른 통증이 생겼다

—— A ——

운동 후 근육통과 다른 강한 근육 통증, 관절 통증 등이 발생했다면 운동을 중지하고 상태를 살펴본다. 운동 효과는 약 1주일은 유지되므로 조급해하지 말고 안정을 취하자. 통증이 사라지고 난 뒤 운동을 재개할 것. 부기나 심한 통증이 있다면 의사에게 진찰을 받자.

Q

40대 이후
시작해도 살이 빠질까?

—— A ——

40대든 50대든 얼마든지 살을 뺄 수 있다. 스쿼트로 근육에 부하를 걸면 근육은 틀림없이 커지고 기초대사가 올라간다. 우리 몸은 하루 소비 에너지의 약 60%를 생명을 유지하기 위한 체온 조절 등의 기초대사에 사용한다. 나이를 먹을수록 근육량이 줄어들므로 오히려 스쿼트를 통해 기초대사가 증가할 수 있다.

Q

체중이 좀처럼
줄지 않는 이유는?

—— A ——

운동을 하다 보면 의식하지 못하는 사이에 식사량이 늘어나는 경우가 있다. 체중이 줄지 않는 기간, 즉 정체기에는 식사 내용과 운동량을 다시 점검해볼 필요가 있다. 여성은 생리 주기 후반에 체중이 잘 떨어지지 않는데 이는 수분량의 문제이므로 신경 쓸 필요 없다.

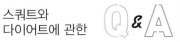

스쿼트와 다이어트에 관한 **Q&A**

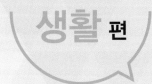

생활 편

Q

스쿼트 후 바로 음식을 먹어도 될까?

— A —

보통 스포츠 활동을 하면 근육에 혈액이 대량으로 모이고 내장의 혈류가 저하되므로 운동 직후의 식사는 위장에 부담이 된다. 단, 이 책에서 소개한 운동은 단시간이므로 운동 30분 정도 이후부터는 크게 문제 없다.

Q

4주 프로그램 외 식사에서 주의할 사항은?

— A —

혈당 수치의 급격한 변동을 피하려면 공복 시간을 길게 하지 말고 1일 식사량을 4회로 나누어 먹는 것이 이상적이다. 우선 저녁 식사를 가볍게 하고 아침 식사를 제대로 하여 3번의 식사량을 평균화한다. 여기에 익숙해지면 저녁에 보식을 하고 그만큼 저녁에 먹는 주식을 줄이는 방법을 검토해보자.

Q

그 외에 추천하는 좋은 습관은?

— A —

스트레스를 잘 관리하면 과식하는 경향이 줄어들고 다이어트 효과가 커진다. 목욕은 스트레스 해소에 도움이 되며 수압이나 부력으로 근육의 피로를 빨리 풀어주는 효과가 있다. 다이어트 중에는 여유롭게 목욕을 즐기는 것을 추천한다.

아랫배가 나와 걱정.
없앨 수 있을까?

──────── A ────────

많은 사람이 좀처럼 빠지지 않는 뱃살로 고민한다. 배에 힘을 빼면 대부분 하복부가 볼록 나온다. 극단적인 경우는 피하지방과 내장지방 과다 문제 외에 내장이 아래로 처지는 내장하수, 나쁜 자세, 변비 등이 원인으로 지목된다. 이러한 고민도 스쿼트를 통해 개선할 수 있다.

다이어트
의욕이 저하될 때는?

──────── A ────────

의욕을 높이는 4가지 방법이 있다. ① '살을 뺀 후에 무엇을 하고 싶은가'를 분명하게 그리고 다이어트를 시작한 동기를 재차 선명히 떠올린다. ② 감량 목표를 적절하게 설정한다. 이 2가지는 앞에서도 설명했다. ③ 주변 사람에게 선언한다. 뒤로 물러서지 않겠다는 마음가짐도 중요하다. ④ 변화를 기록한다. 체중이나 신체 사이즈 등의 변화를 '가시화'한다. SNS나 애플리케이션을 이용하면 ③과 ④를 동시에 해결할 수 있으며 의욕도 유지할 수 있다.

다이어트에 도움이
되는 수면법은?

──────── A ────────

수면 시간이 짧으면 식욕 증진 호르몬인 그렐린의 분비량이 증가하고 반대로 식욕 억제 호르몬인 렙틴의 분비량은 감소된다. 수면 부족은 과식의 원인이다. 밤늦게 잠드는 습관을 버리고 규칙적인 양질의 수면을 취하는 것이 다이어트 성공의 숨은 비결이다.

살 빠지는 근육 트레이닝 스쿼트

초판 1쇄 발행 2019년 5월 25일

감 수 사카즈메 신지
옮긴이 최서희
펴낸이 명혜정
펴낸곳 도서출판 이아소
디자인 디자인 블루
교 열 정수완

등록번호 제311-2004-00014호
등록일자 2004년 4월 22일
주소 04002 서울시 마포구 월드컵북로5나길 18 1012호
전화 (02)337-0446 **팩스** (02)337-0402

책값은 뒤표지에 있습니다.
ISBN 979-11-87113-34-8 13510

도서출판 이아소는 독자 여러분의 의견을 소중하게 생각합니다.
E-mail: iasobook@gmail.com

이 도서의 국립중앙도서관 출판예정도서목록(CIP)은 서지정보유통지원시스템 홈페이지
(http://seoji.nl.go.kr)와 국가자료공동목록시스템(http://www.nl.go.kr/kolisnet)에서
이용하실 수 있습니다. (CIP제어번호 : CIP2019018029)